당신의 프레젠테이션 아무도 듣고 있지 않아요!

심플하게 전하는 마법의 테크닉

渡部 欣忍
와타나베 요시노부

군자출판사

서 문

"프롤로그('서장'의 뜻)가 있는데, 서문도 씁니까?"라고, 남강당 편집부의 網藏씨에게 메일을 보냈더니, "우연히 이 책을 집은 독자가 서문을 쓰윽 읽어 보고 본서의 필요성을 느껴서, 살 마음이 솟구치게" 하라는 답장이 왔습니다. 과연, 역시 프로라고 감탄했습니다(참고로, 큰 따옴표의 범위가 그녀의 메일에서의 인용입니다. 本多勝一의 명저『일본어의 작문기술』(아사히신문출판)에서 인용부분과 자신의 문장과는 명확한 구분을 지으라고 지적하고 있습니다. 학생시절에 이 책을 읽은 이래, 이 수법을 계속 사용하고 있습니다).

본서는 주로 학회나 연구회에서 프레젠테이션(프레젠)을 얼마나 매력적으로 하는가를, 구체적인 슬라이드 작성의 테크닉을 중심으로 해설한 실용서입니다. 프레젠·테크닉의 베이스가 되고 있는 것은 가르 레이놀즈(Garr Reynolds)씨가 제창하고 있는『Simple presentation』입니다. 단, 연구성과의 발표에서는 청중이 따분하지 않게 인상적인 프레젠테이션을 할 뿐 아니라, 논리적으로 어긋나지 않는 발표내용으로 하는 것이 보다 중요합니다. 본서에서는 이 점에 관해서도 처음 학회에서 발표하는 사람은 물론, 지도적 입장인 사람에게도 참고가 되도록 연구계획에서 실제 발표까지 해설하였습니다.

그럼, 이제부터 본서의 세일즈 포인트를 기술하도록 하겠습니다. 본서를 읽으면 어떤 상과를 기대할 수 있을까!

· · · · · · · · · · · · · · · · · · · ·

제1~3장을 읽으면,
 ① 슬라이드가 보기 쉽게 되어 있어서, 모두로부터 칭찬을 받습니다.
 ② 슬라이드속의 문자수는 적은데, 발표내용을 잘 이해할 수 있게 되어 있습니다.
 ③ 발표 후에 많은 질문을 받게 됩니다.
 ④ 동료로부터 슬라이드를 만들어 주거나 고쳐달라고 부탁받는 일이 많아집니다 (이 것은 단점일 수도 있습니다).
제4장을 읽으면,
 ① 논리적으로 생각하는 것이 어떤 것인지를 알게 됩니다.

② 실례되는 질문에 바로 갚아 줄 수 있게 됩니다.

③ 실은 논문도 잘 쓸 수 있게 됩니다.

제5~6장 읽으면,

① 연구디자인에 대한 이해도가 높아집니다.

② 임상논문을 읽을 수 있게 됩니다.

③ 좋은 실험계획을 세울 수 있게 됩니다.

④ 발표데이터를 통계적으로 이해할 때에, 문서의 어느 부분을 읽으면 되는지를 알 수 있게 됩니다.

⑤ 실전에서 당당하게 발표할 수 있게 됩니다.

⑥ 좋은 초록(抄錄)을 쓸 수 있게 됩니다.

· · · · · · · · · · · · · · · · · ·

집필 당초에는 보기 쉽고 이해하기 쉬운 슬라이드를 작성하는 방법만을 해설할 예정이었는데, 쓰기 시작하면서 차차 문장의 양이 늘어났습니다. 그만큼, 내용은 충실해졌습니다. 틀림없이 여러분에게 도움이 될 만한 내용으로 완성되었다고 생각합니다.

網藏씨께 질문 있습니다. 본서에는 에필로그도 있는데, '후기'도 또 쓸까요?

2014년 2월

渡部 欣忍

목 차

제 6 장　자! 발표

프롤로그

실　험

　학회상 수상자의 성명을, 학회장 구루메(久留米)대학 永田見生학장이 발표했습니다. 나는 조금 부끄러워하면서, 일어서서 연단으로 향했습니다. '실험은 대성공이었다'고, 마음속으로 중얼거렸지만, 그것을 알고 있는 사람은 회장내에 아무도 없었습니다.

　일본골절치료학회는, "골·관절외상 및 이것과 관련된 여러 문제를 연구하고, 그 진보, 발전을 도모할 것을 목적"으로 하는 학회입니다. 1년에 1회, 학술집회가 개최됩니다. 2013년 제39회 학술집회는 구루메(久留米)시의 개최로, 당시 응모한 제 연제는 학회상의 최종후부에 노미테이트되었습니다. 실은, 이 때의 프레젠테이션으로, 나는 어떤 것을 시도하고 있었습니다. 그것이 실험입니다.

지루하고 재미없는 발표

　나는 현재, 도내의 대학부속병원에서 정형외과의로 근무하고 있습니다. 의사이면서 대학의 교원이므로, ① 진료, ② 연구, ③ 교육의 3가지가 나의 중요한 일입니다. 학회나 연구회 또는 강연회에 자주 참가합니다. 연구성과를 발표하거나, 전문분야에 관해서 연수강연을 하거나, 연구팀의 의사나 대학원생의 발표도 지도합니다.

　여러 사람의 발표를 들을 기회가 많은데, 매우 훌륭한 연구내용을 더할 나위 없이 지루하고 재미없게 발표하는 연구자나 의사가 많이 있습니다. 강연도 마찬가지입니다. 교육연수강연 등에서 강연자는 모두 훌륭한 업적이 있는 사람들입니다. 말하는 내용은 어느 것이나 일류입니다. 전공 이외인 경우도 있지만, 대부분은 정형외과에 관한 이야기로 전혀 흥미가 없는 것은 아닙니다. 오히려, 바로 내 전문분야인 외상관련의 발표나 강연조차도 때때로 눈꺼풀이 무거워지는 경우가 있습니다. 왜 내용은 훌륭한데, 지루하고 재미가 없을까요?

파워포인트에 의한 죽음

반대로, 대단한 내용은 아닌데, 얘기에 끌려들어가서 그만 마지막까지 집중해서 듣게 되는 강연도 있습니다. 이 차이는 프레젠테이션(프레젠)의 테크닉의 문제가 아닐까요? 특별히 국내에서의 발표에 한정된 것은 아닙니다. 해외의 큰 발표나 강연에서도 대동소이하여, 이해하기 어렵고 재미없는 발표가 많이 있습니다.

가르 레이놀즈씨(Garr Reynolds)를 아십니까? 과거에 Apple사에 근무했던 경력이 있는 프레젠의 명수입니다. 레이놀즈씨가 제창하는 프레젠테이션의 방법은 지루한 프레젠의 세계에 파문을 일으켰으며, 그 저서는 세계 19개국에서 발표되어, 각국에서 베스트셀러가 되었습니다. 저서 중의 하나인, 『심플 프레젠테이션』(일경BP사)에서 "조목별 나열을 자주 사용한 복잡한 슬라이드"를 이용한 종래형의 프레젠을 '파워포인트에 의한 죽음'이라고 정의하였습니다. '파워포인트에 의한 죽음'을 피하기 위해서는, ① 억제(Restraint), ② 심플(Simplicity), ③ 자연(Naturalness)의 3가지를 중요시하라고 제언하였습니다.

심플·프레젠의 충격

동료나 친구 중에도 이 책이 화제가 되어, 심플·프레젠을 실천하려는 사람들이 늘고 있습니다. 매우 좋은 일이라고 생각하지만, 새로운 세계에 발을 내딛는 것은 외외로 대단한 일입니다. 대부분의 사람들이 틀에 박힌 학회발표를 하는 가운데, 조금 틀을 깬 듯 보이는 심플·프레젠을 실천하는 데는 역시 용기가 필요합니다. 『심플 프레젠』을 읽기 전부터, 자신의 연구발표나 강연은 가능한 시각에 호소하는 슬라이드 작성을 목표로 해 왔습니다. 지금까지도 슬라이드를 칭찬받은 적이 있었습니다.

단, 가르 레이놀즈씨의 컨셉에서 보면, 나의 슬라이드는 조목별로 나열한 것도 남아 있고, 문자도 작고 내용량도 많아서, 아직 심플함이 부족하다고 생각했습니다. 프레젠에 적어도 자신감을 갖고 있던 내게, 가르 레이놀즈씨의 『심플 프레젠』은 실로 충격이었습니다.

심플·프레젠으로 학회발표가 가능한가?

근년 화제가 되고 있는 TED(Technology Entertainment Design)컨퍼런스는 정보량을 최대한 쥐어짜서, 인상적인 사진과 짧은 문구에 의한 슬라이드를 사용한 프레젠이 주류입니다. 가르 레이놀즈씨가 제창하는 심플·프레젠은 바로 이 조류 속에 있습니다. 혼자서 하는 강연에서는 심플·프레젠이 매우 유용한 방법임이 틀림없습니다.

단, 신성한 (이른바 딱딱한) 학술집회에서의 발표를 심플·프레젠의 형태로 발표해도 될까? 이번 학회상 후보연제의 발표를 심플·프레젠으로 하려고 결정했을 때에, '잘못하다가 비웃음을 사는 것은 아닐까' 하는 염려가 있었습니다. 또 나에게 주어진 발표의 제한시간은 6분이었습니다. 일본의 학회나 연구회에서는 이 정도의 발표시간은 보통입니다. 과연 이 짧은 시간에, 슬라이드 속의 정보량을 최대한 적게 하고, "얘기하는" 것이 중심인 심플·프레젠이 정말 가능할까? 하는 불안도 있었습니다.

'지루한 발표는 하고 싶지 않아. 실험하는 셈치고, 한번 시도해 보자' 그렇게 결심하고, 실전에 임했습니다. 잘 되면, '파워포인트에 의한 죽음'을, 이 학회에서 쓸어버릴 수 있는 계기가 될 수도 있습니다.

제한시간 내에 발표를 마친 후, 많은 질문을 받았습니다. 학회나 연구회에서 오리지널 연구발표 후에 질문이 많다는 것은, 내용이 정확하게 전달되고, 청중이 발표내용에 흥미를 가지고 있다는 증거입니다. 발표 전의 저의 염려는 불식되었습니다. 그리고 내 전문분야의 학회에서 3번째 학회상을 받는 최고의 결과에서, 발표를 끝낼 수가 있었습니다. 동료의 협력에 추가하여, 프레젠의 테크닉에 의한 바가 컸던 것이 아닐까 생각합니다.

뜻밖의 칭찬

문자를 줄이고 줄여서 심플하게 한 이번 발표 후에는 놀랄 정도로 많은 사람들로부터 발표가 좋았다고 칭찬을 받았습니다. 모두가 이구동성으로 칭찬해 줍니다. '발표의 내용도 좋았지만…'라고. 어쨌든 칭찬을 받는 것은 누구에게나 기쁜 일입니다.

이 학회에서는 일반강연에 추가하여 교육연수강연도 했는데, 놀랍게도, 제한시간이 짧은 일반강연의 발표가 임팩트가 더욱 강했다는 것입니다. 짧은 시간이기 때문에 심플하게 전달하는 것이 얼마나 중요한지를 잘 알 수 있었습니다. 생각해 보면 당연한 일입니다. 시간이 있으면, 상대가 이해해 줄 때까지 몇 번이고 반복해서 설명할 수 있지만, 발표시간이 짧으면 반복할 수가 없습니다.

영어에서 엘리베이터 스피치나 엘리베이터 피치라는 말이 있습니다. '피치(pitch)'란 '선전이나 설득문구'라는 의미입니다. 엘리베이터 안에서 함께 하게 된 상사 등에게 내릴 때까지 15~30초 정도의 시간에 프레젠하는 방법입니다. 또는 기업가는 엘리베이터 안에서 투자가를 만나면, 자신의 비즈니스플랜을 30초에 정확하게 설명하지 못하면 미래는 없다 라는 것입니다. 1회뿐인 승부인 것입니다. 정보량을 짜서 적은 문장으로 심플하게 전달하는 것이 보다 중요합니다.

본서에서는 주로 학회나 연구회에서 프레젠을 얼마나 능숙하게 하는지를 구체적인 슬라이드 작성의 테크닉을 포함하여 상세히 설명하였습니다. 앞에서 기술한 대로, 혼자서 하는 강연인 경우는 문제가 없지만, 오리지널 연구성과의 발표를 가르 레이놀즈씨가 제창한 『심플 프레젠』으로 하는 것은 다소 위험이 수반됩니다. 연구내용을 정확하게 전달하면서, 알기 쉽게 발표하기 위해서는 다소의 테크닉이 필요합니다. 또 임상연구에서는 연구디자인을 생각하지 않으면 모처럼 모은 데이터를 잘 활용할 수가 없습니다. 어떻게 데이터를 모으는가, 모은 데이터를 어떻게 사용해야 되는가도, 내 경험을 토대로 알기 쉽게 설명하려고 합니다. 그리고 실제 프레젠을 능숙하게 하는 힌트도 기술하였습니다.

부디, 마지막까지 함께 해 주십시오.

제 **1** 장

슬라이드의 문자와 문장

슬라이드 속에서 사용하는 문자나 문장에 관해서, 여러분은 진지하게 생각해 본 적이 있습니까? 일본어니까, 읽으면 이해할 수 있으리라 생각하고 있지 않습니까?

실은 슬라이드 속의 "문자"나 "문장"은 상당히 연구하지 않으면, 청중이 이해하기 쉬운 프레젠테이션이 되지 않습니다. ① 깜짝 놀랄 정도의 큰 문자를 사용할 것, ② 조목별로 나열하지 말 것, ③ 고딕체나 산세리프서체를 사용할 것, 이 이해하기 쉬운 프레젠테이션을 향한 첫 걸음입니다.

슬라이드는 본래, 포지필름(현상이 끝난 리버설필름)을 영사기에 충전하여, 스크린에 확대상을 투영하는 것, 또는 포지필름 그 자체를 가리키는 말이었습니다. 포지필름을 플라스틱 또는 종이제 마운트로 하고, 영사기로 비추고 있었습니다. 내가 의학부에서 수업을 받던 시절에는 어느 교사나 슬라이드를 영사하여 강의를 하고 있었습니다. 학회나 연구회의 발표도 마찬가지였습니다.

그래, 모두 과거형입니다. 퍼스널 컴퓨터(PC)의 발달과 더불어, 현재는 Microsoft 사의 Power Point 나 Apple사의 Keynote 등, PC의 프레젠테이션 소프트웨어(프레젠 소프트웨어)에서 제작한 것을 프로젝터로 영사하는 방법이 일반적이 되었습니다. 슬라이드라는 말 자체가 죽은 말이 되어도 이상하지 않지만, 프레젠소프트웨어에서 영상을 차례차례 보내는 것을 슬라이드쇼라고 현재도 부르고 있습니다. 또 프레젠소프트웨어의 1장 1장의 정지화면(최근에는 동영상도 있지만)을 나타내는 적당한 용어가 없어서, 본서에서는 편의상, 이 정지화면을 "슬라이드"라고 부르기로 하겠습니다.

이 장은 슬라이드 속에서 사용하는 '문자와 문장'을 테마로 한 이야기입니다.

1 다카하시(高橋) method에서 배운다 : 깜짝 놀랄 정도의 큰 문자

A 다카하시(高橋) method란?

여러분은 슬라이드에서 사용하는 폰트사이즈를 데폴트에서 몇 포인트로 설정하고 있습니까? 나는 72폰트로 설정하고 있습니다. 32폰트가 틀린 것은 아니지만, 72폰트입니다. 이해하기 쉬운 프레젠테이션의 첫 걸음은 깜짝 놀랄 정도로 큰 문자를 사용하는 것입니다.

　슬라이드의 폰트사이즈는 18~32포인트 정도를 사용하는 사람이 대부분일 것입니다. '슬라이드 타이틀에는 폰트를 좀 더 큰 사이즈로 사용하고 있어요'라고 말하는 사람도 있을 것입니다. 그러나 "청중이 이해하기 쉬운 프레젠"은 이런 작은 사이즈의 폰트로는 할 수가 없습니다.

　여러분은 다카하시 method라는 것을 알고 계신지요? 일본 Ruby회의 高橋征義씨에 의해 고안된 Presentation·Method입니다. 2001년 다카하시씨가 강연에 즈음하여, Power Point 등의 Presentation·tool을 가지고 있지 않았던 점에서, 거대한 문자만으로 구성된 HTML을 사용하여 발표한 것이 일의 시작이라고 합니다.

　특징은 거대한 문자를 사용하여, 간결한 말로 슬라이드를 구성하는 것입니다. 그림이나 표는 사용하지 않고 문자만으로 프레젠테이션을 하는 방법입니다. 1줄의 문자수는 3~6문자 정도, 1장의 슬라이드 줄수는 최대 4줄 정도입니다.

　그럼, 시험 삼아 『일본3경』을 예로 하여, 다카하시 method로 프레젠용 슬라이드를 만들어 봅시다.

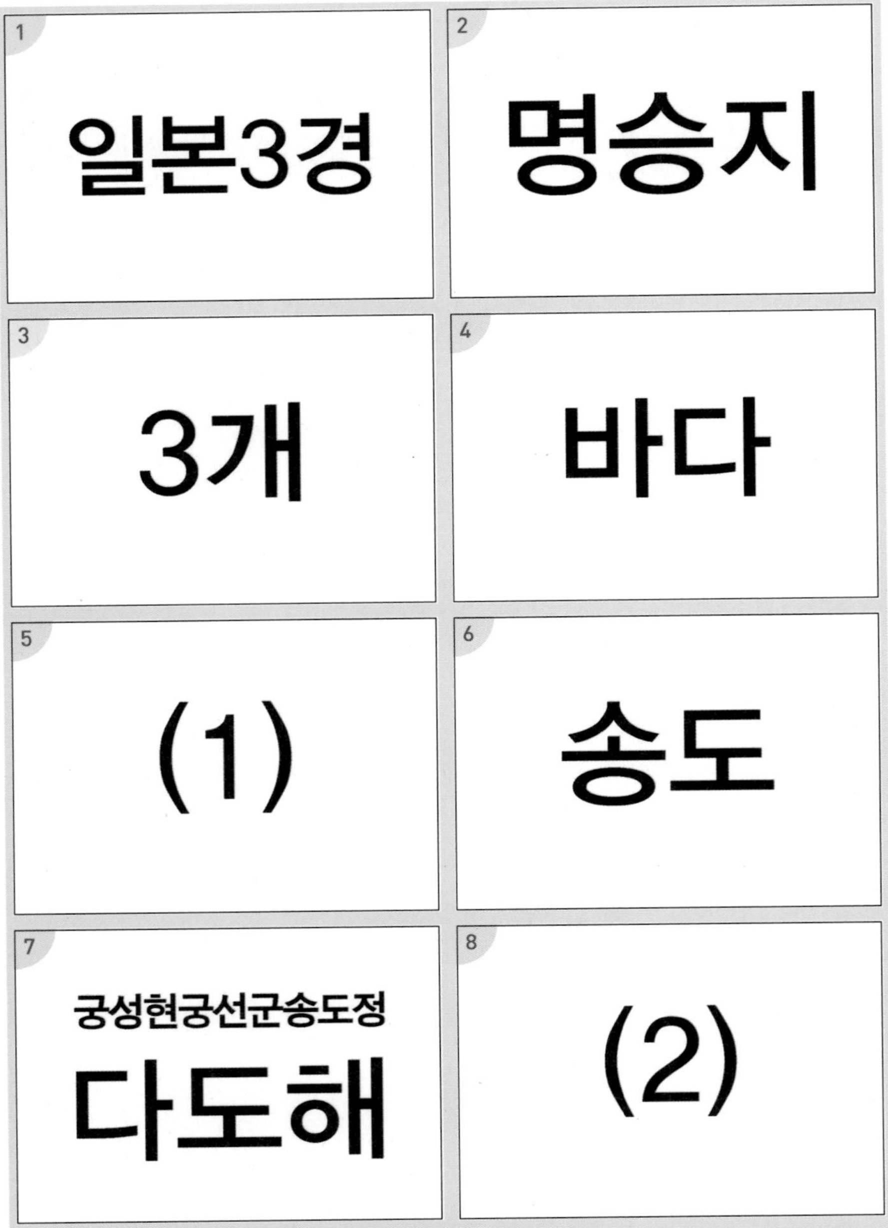

1 일본3경	**2** 명승지
3 3개	**4** 바다
5 (1)	**6** 송도
7 궁성현궁선군송도정 다도해	**8** (2)

그림 1-1 다카하시 method에 의한 일본3경의 설명

9 천교립	**10** 교토부궁진시 사 취
11 (3)	**12** 엄도 (궁도)
13 하쓰카이치시 広島県廿日市 섬	**14** 시작
15 에도시대 寛永20년 (1643년)	**16** 유학자 임춘제

어떻습니까? 실제로, 보통 프레젠에 익숙한 사람이 이 프레젠을 처음 보면, 필시 주저앉을 정도로 깜짝 놀라지 않겠습니까? 저도 처음 봤을 때 깜짝 놀랐습니다. '이런 기발한 슬라이드를 사용하여 프레젠은 할 수 없지'라고 생각하는 사람도 많겠지요.

하지만, 다시 한번 이 슬라이드를 보십시오. 하나의 슬라이드 속에 정보량이 매우 적어서, 내용이 쏙쏙 머리에 들어옵니다. 매우 보기 쉽고, 심플해서 이해하기 쉬운 수법입니다.

이 수법의 특징으로, 다카하시씨는 다음의 4가지를 들고 있습니다.

① 보기 쉽다
② 표현이 간결하다
③ 발표하기 쉽다
④ 청중도 집중하기 쉽다

처음에는 ① 보기 쉬운 것만을 기대했었다고 합니다. 문자가 거대해서, 회장의 앞좌석에서 청강하는 사람뿐 아니라, 뒤에서 청강하는 사람까지도 확실히 슬라이드의 문자를 읽을 수가 있습니다. 그런데, 막상 해 보니 의외로 '뒤에서 다른 3가지 효용이 따라왔다'고 자신의 웹 사이트에 기술하고 있습니다. 문자가 크면, 1장의 슬라이드내의 문자수가 적어집니다. 내용도 퇴고(推敲)를 거듭하여, ② 표현이 간결해집니다. 조목별 나열도 하지 않으므로, 이야기의 내용을 세분화해야 합니다. 그 결과, 1장의 슬라이드에서 얘기하는 내용이 적고, 순서적으로 진행하므로, ③ 발표하기가 쉽습니다(상세한 내용은 p14에서).

다카하시씨의 웹 사이트에는 다음과 같이 적혀 있습니다.

"멋있지만 앞 사람만 알 수 있는 프레젠" 보다는, "보통이지만 모두가 이해하는 프레젠"이 더 낫다

B 많은 문장으로 인한 혼란

슬라이드내의 문장의 양을 최소한도로 하는 것이 이해하기 쉬운 프레젠에서 필수입니다. 문장의 양이 많으면, 청중들은 지루하여 졸게 됩니다.

『일본3경』의 예를 들었습니다만, 일반적인 프레젠이라면 다음과 같은 1장의 슬

라이드에 '일본3경'과 타이틀(표제)을 붙이고, 1) 마쓰시마(松島), 아마노하시다테 (天橋立), 이쓰쿠 시마도(厳島)(미야지마(宮島))라고 나열하는 사람이 많겠지요? 다음에 나타내는 슬라이드는 Macintosh의 프레젠소프트웨어인 Keynote의 "교토풍" 이라는 테마(템플릿)로 제작한 것입니다.

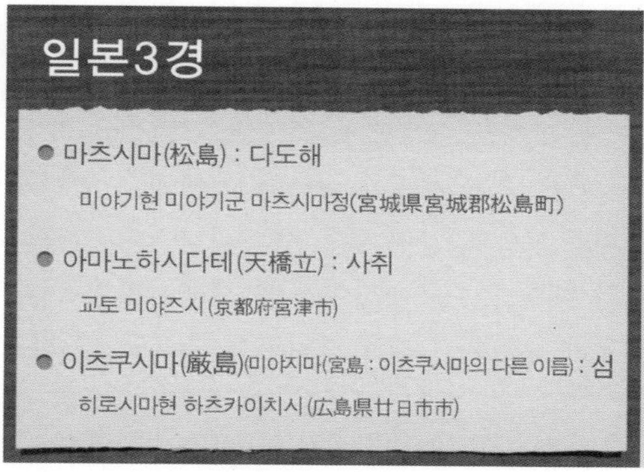

그림 1-2 "일본3경"을 설명하는 일반적인 슬라이드

디자인의 좋고 나쁨은 있지만, 세련되어 있어서 그다지 나쁘지는 않습니다. 장소도 3곳뿐이어서 정보량도 많지 않습니다. 프레젠에서는 조목별로 나열하는 슬라이드는 가능한 삼가야 하지만(상세한 내용은 제1장-3, p31), '이 정도의 조목별 나열이라면 괜찮다'고 생각할 수도 있겠습니다.

하지만, 이 슬라이드를 잘 보십시오. 3개의 조목으로 이루어진 간단한 내용이지만, 1장의 슬라이드 속에 3가지 명칭, 3가지 특징, 3가지 장소라는 9가지 요소가 포함되어 있습니다. 발표자는 우선 3가지 명칭에 관해 이야기할까요? 또는 3가지 장소에 대해 이야기할까요? 아니면 각 특징을 이야기할까요? 명승지를 하나씩 순서대로 설명할 수도 있겠습니다.

단어만 나열한, 극히 단순하게 조목별로 나열한 슬라이드조차, 슬라이드의 어느 부분을 발표자가 설명하고 있는지, 청중은 생각하면서 이야기를 들어야 합니다. 발표자의 입장이라면, '그렇게 복잡하게 생각하지 않아도 될텐데'라고 생각할 수도 있습니다. 당연한 일이지만, 발표자는 표시된 슬라이드를 사용하여, 자신이 어떤 내용을 어느 순서로 이야기하는지 사전에 정해 두었습니다. 내용도 잘 파악하고 있습니다. 한편, 청중은 발표자가 어떻게 이야기하는지에 관해서 아무 것도 모릅니다.

이 입장의 갭은 우리들이 생각하는 것보다 훨씬 큽니다. 이야기가 전달되지 않는 큰 원인의 하나가 이 갭입니다. 발표자가 생각하는 만큼, 청중은 발표자의 이야기를 이해하지 못합니다. 그런 까닭에, 심플하게 전하는 것이 중요합니다. 실은 그림 1-2의 조목별로 나열하는 슬라이드에는 치명적인 결점이 있습니다. 자세한 내용은 나중에 설명하겠습니다.

한편, 앞에서 기술하였듯이 초세분화된 다카하시 method에서는 설명하는 순서를 멋대로 결정하게 됩니다. '마쓰시마(松島)'의 설명이 끝나지 않으면, '아마노하시다테(天橋立)'로는 진행되지 않습니다. 발표자도 청중도, 아무 생각 없이 나오는 말을 쫓아가면 됩니다. 다카하시씨는 이것을 '스토리가 가능하다'고 말하고 있습니다. 발표자와 청중이 같은 스토리를 자동적으로 공유하는 셈입니다. 또 발표자 입장에서 보면 갑자기 깜빡 잊어버렸다 해도, 우선 슬라이드만 진행시키면 아무 일 없이 발표하고 있는 것처럼 보입니다. ③ 발표하기 쉽고, 그리고 ④ 청중도 집중하기 쉬운 것입니다.

1장의 슬라이드에 많은 문장이 배치되어 있다=정보량이 많으면, 그것을 읽으면서 발표자의 말을 들어야 하므로, 우리들의 뇌는 혼란스러워서 상당히 피곤해집니다. 그래도 청중이 이야기에 귀 기울여 주는 경우는 괜찮지만, 듣는 것을 포기한 순간, 발표는 끝. 단숨에 청중은 지루해지기 시작합니다.

깜짝 놀랄 정도의 큰 문자를 사용하고, 이야기를 세분화하여 스토리를 만들어 가는 다카하시 method는 청중에게도 발표자에게도 이해하기 쉬운 Presentation·Method 라고 할 수 있습니다.

C 장로(長老)는 언제나 앞쪽에 있다

일본의 각지에서 여러 가지 강연이나 세미나가 이루어지고 있습니다. 어떤 강연에서나 슬라이드를 사용하는가 하면, 그렇지 않습니다.

학생시절, 대학의 대선배인 부川一光씨(元堀川병원원장)의 강연을 들을 기회가 있었습니다. 인지증환자와 정말 오랜 기간에 걸쳐서 대질해 온 부川씨의 강연은 슬라이드를 1장도 사용하지 않고 의학생이었던 내 마음을 사로잡았던 멋진 강연으로 기억합니다.

당신들 의사가 되면, 말을 신중하게 하세요. 간호사끼리의 대화입니다.

> "○○씨의 상태는 어때?" "어제 밤 버렸어"
>
> 환자나 문병 온 사람이 들었다면 어떻게 생각했을까? '환자를 버렸다니, 이 병원의 간호사, 심한 말을 하네'라고 할 것이다. 사망한 경우, 독일어로 Sterben이라고 하는 것은 알고 있을 것이다. 간호사나 의사는 환자가 사망한 것을 "수떼루(일본어로 '버리다'라는 의미)"라고 한다. 간호사는 악의 없이, "환자가 어제 밤 돌아가셨어"라고 한 것이다. 말은 조심해야 한다.

최근, Google에서 검색하는 것을 "구구루"라고 합니다. 능숙한 강연자는 슬라이드 따위는 사용하지 않고 화술만으로 청중을 쭉쭉 끌어들여서, 울거나 웃게 하고, 신음하게 합니다. 때때로 그런 사람의 강연을 들으면, 정말 대단하구나 하고 감탄하게 됩니다.

우리들은 강연의 프로가 아니므로, 달인이 되려면 상당한 노력이 필요하겠지요. 그러니까 언어뿐 아니라 슬라이드의 힘을 빌리게 됩니다. 또 이과계·문과계든, 기획·영업활동을 하든, 프레젠을 슬라이드 없이 하거나, 다카하시 method처럼 문자만으로 하는 것은 대부분의 경우에서 불가능하겠지요. 사진이나 일러스트, 데이터를 정리한 그래프·표 등이 필요합니다. 단, 그런 때에도 다카하시 method를 배워서 깜짝 놀랄 정도로 큰 문자를 사용하는 것만으로, 발표는 상당히 이해하기 쉬워집니다.

40대도 중반을 넘긴 어느 날 학회에서의 일입니다. 나는 동기친구들과 나란히, 그리 넓지 않은 회장의 한가운데에서 발표를 듣고 있었습니다. 우리들이 앉아 있던 좌석은 스크린에서 15열째 정도였다고 생각합니다. 그 섹션이 끝나고 나서 두 사람의 대화입니다.

· · · · · · · · · · · · · · · · · · · ·

나   "이 회장의 슬라이드, 핀트가 맞지 않았어."

친구   "맞아. 슬라이드담당자 어떻게 된 거지. 핀트가 전혀 맞지 않아서, 문자도 사진도 부옇게 보이고 말이야."

나   "정말 괘씸하네. 슬라이드담당자 틀림없이 졸고 있었어."

이 대화를 옆에서 듣고 있던 동료 중의 젊은 의사가 한마디.

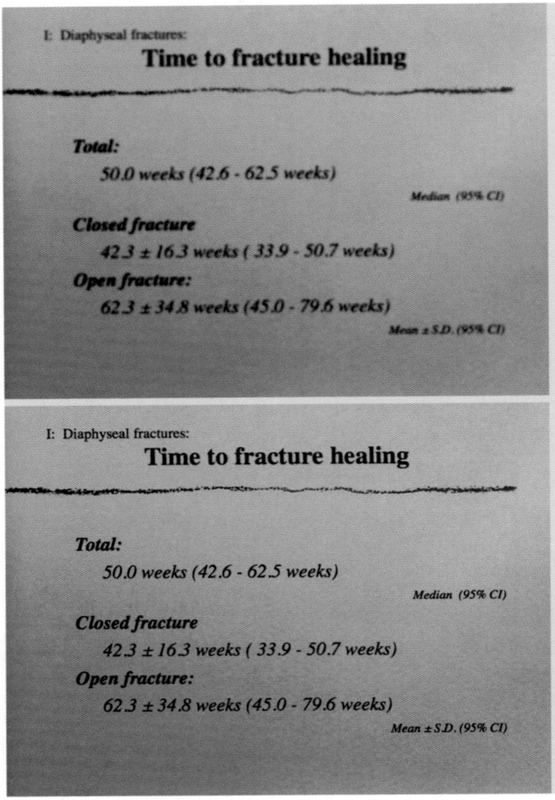

그림 1-3 부옇게 보였던 슬라이드의 정체
나와 친구에게 보였던 슬라이드의 이미지 (위). 젊은 의사에게 확실히 보였던 실제 슬라이드 (아래).

젊은 의사 "선생님들, 도대체 무슨 말씀을 하시는 겁니까? 슬라이드는 핀트가 제대로 맞았어요."

· · · · · · · · · · · · · · · · · · · ·

핀트가 맞지 않았던 것은 슬라이드 프로젝터가 아니라, 바로 우리들 두 사람의 눈이었던 것입니다. 여담이지만, 최근에는 전자의무기록 등으로 PC를 사용하는 기회가 많으므로 원근(遠近) 양용(兩用)뿐 아니라, 중근(中近) 양용, 경우에 따라서는 근근(近近) 양용 안경이 필요해졌습니다.

나이를 먹으면, 모두 대개 발사(拔絲)가 힘들어집니다. 내가 아직 젊었던 시절에는 나이든 선생님들이 어째서 이런 간단한 처치를 못하는지 이상하게 생각했었는데, 지금은 몸소 체험하게 되었습니다. 그리고 보니, 학회장에서 연배의 훌륭한 선생님들은 으레 회장의 전열에 계십니다. 의사가 막 되었을 무렵에는 '역시 훌륭한 선생님들은 우리들과는 다르구나. 학회에서나 연구회에서나 앞쪽에 진을 치고 확실히 열심히 듣고 계시는구나'라고 생각했었습니다. 그러나 지금에서야 알게 된 것은 열심이가 아니라, 가까이가 아니면 슬라이드의 문자가 보이지 않는 것입니다.

젊은 의사나 연구자 여러분에게 부탁드립니다. 모쪼록 훌륭한 발표는 우리들의 입장을 생각해서 슬라이드에 사용하는 문지를 깜짝 놀랄 정도로 크게 해 주십시오. 그리고 가늘게 봉합한 경우에는 젊은 의사에게 발사를 맡기는 것을 이해해 주십시오.

D 바쁜(busy) 슬라이드

설령 노안이 아니더라도, 한 개의 슬라이드에 많은 문자나 그림이 들어 있으면, 보기가 매우 힘듭니다. 심한 경우는, 회장의 제일 앞 열에서도 읽을 수가 없습니다. 이러한 슬라이드를 업계용어로 바쁜(busy) 슬라이드라고 합니다. 여기에서의 busy는 '어지럽게 널린'이나 '너무 복잡한'이라는 의미입니다. 일본어역 영어가 아니라 바른 영어입니다. 한번, 인터넷에서 "busy" "slide" "Power Point"를 키워드로 영상을 검색해 보십시오. 많은 busy한 슬라이드를 볼 수 있을 것입니다.

어쨌든 청중이 읽을 수 없는 슬라이드는 아무리 내용이 훌륭해도 의미가 없습니다. 기초계·임상계에 관계없이, 이와 같은 busy한 슬라이드를 보는 경우가 흔히 있습니다. 많은 결과를 보이고 싶어서, 자신의 취지를 설명하고 싶어서, 과거의 보고를 정리하려고, 복잡한 메커니즘을 설명하려고 등등, busy한 슬라이드를 만들게 되는

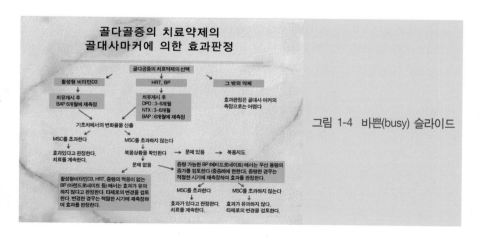

그림 1-4 바쁜(busy) 슬라이드

요인이 많이 있습니다. 형편없는 발표자가 되면, 강연 중에 'busy한 슬라이드라서, 죄송하지만…'라고 사전에 양해를 구하기도 합니다. '알았으면, 수정하십시오!'라고 추궁하고 싶어집니다. busy한 슬라이드를 만들지 않는 첫 번째 방법은 다카하시 method를 배우는 것입니다. 문자뿐 아니라, 그림·도표·사진도 마찬가지입니다. 크고 보기 쉽게 하는 것이 프레젠의 기본입니다.

busy한 슬라이드가 되어 버리는 근본적인 원인은 1장의 슬라이드에 너무 많은 정보를 채워 넣는 것입니다. "One slide, one message"(1장의 슬라이드로 전하는 메시지는 한 가지)를 기본으로 하는 것이 중요합니다. 그 첫걸음이 큰 문자, 큰 그래프, 큰 일러스트, 큰 사진을 사용하여, 이야기를 세분화시키는 것입니다. 문자가 크면, 1장의 슬라이드에 들어갈 수 있는 문자수가 한정됩니다. 설명에 사용하는 일러스트나 사진이 커지면, 이야기가 세분화됩니다. busy한 슬라이드를 만들려고 해도 만들 수가 없습니다.

E 문자의 크기

일러스트나 사진에 관해서는 뒷장에서 기술하겠습니다. 이 장은 문자와 문장에 관한 이야기이므로, 슬라이드에서 사용하는 문자의 크기에 관해서 생각해 봅시다.

그럼, 얼마나 큰 문자를 사용하면 될까요? 여러 사람으로부터 흔히 듣게 되는 질문입니다. 크면 클수록 좋다는 것이 정확한 대답입니다. 폰트의 종류, 내용, 배치에 따라 다르지만, 예를 들어 히라기노 카쿠 고딕이라면 화면사이즈가 세로 768픽셀 : 가로 1,024픽셀인 경우, 96~144포인트 정도, 세로 720픽셀 : 가로 960픽셀(Power Point의 설정)이나 세로 600픽셀 : 가로 800픽셀이라면, 72~120포인트 정도를 사용합니다. 모든 문자를 이 크기로 할 수 없는 경우는 강조하려는 부분만이라도 이 정도로 큰 사이즈의 문자를 사용하십시오. 심플·프레젠을 만나기까지는 나도 이런 큰 사이즈의 문자를 사용한 적이 없었습니다. 큰 문자로 슬라이드를 만들기 시작하면, 처음에는 '이런 큰 문자를 사용해도 되나'라고 누구라도 주저하게 됩니다. 종래형의 프레젠에 익숙한 우리들이 주저하는 것도 무리는 아닙니다. 조금 용기를 내어한 걸음 내딛어 봅시다. 그렇게 되면, 보통 사이즈의 폰트를 사용한 슬라이드가 매우 빈약해 보이는 것이 이상할 정도입니다. 학회장에서 다른 사람의 프레젠을 보고 '문자를 좀 더 큰 사이즈로 했다면, 이해하기 쉬웠을 텐데'라고 생각하는 경우가 늘어나게 됩니다.

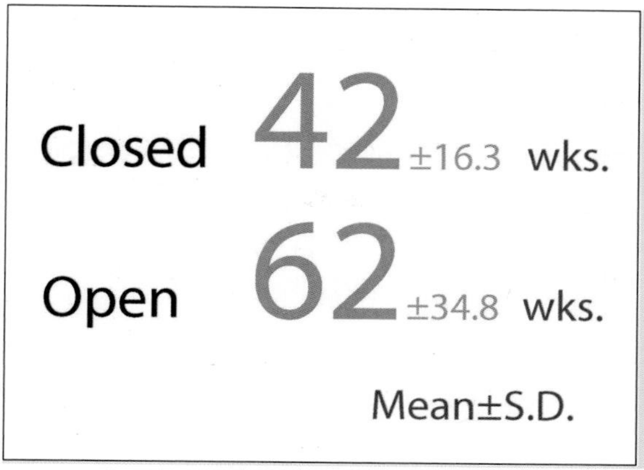

Closed	42 ±16.3 wks.
Open	62 ±34.8 wks.
	Mean±S.D.

그림 1-5 큰 문자로 변경한 슬라이드

　가능한 큰 사이즈의 문자를 사용하려면, 문자수를 줄여야 합니다. 그러기 위해서는 불필요한 정보를 잘라버려야 합니다. 부옇게 된 슬라이드와 핀트가 맞는 슬라이드의 예(그림 1-3, p16)를 앞에서 들었습니다. 이 슬라이드는 내가 10년전에 실제로 학회발표에서 사용한 것인데, 이 정도의 문장의 양이라면 busy한 슬라이드가 아니라고 당시는 생각했었습니다. 하지만, 지금이라면 문자를 더욱 더 크게 하여 심플하게 했을 것입니다(그림 1-5).

　논문을 쓰는 경우에는 데이터의 평균값이나 정중값뿐 아니라, 표준편차, 평균값의 표준오차, 범위 또는 95% 신뢰구간 등의 정보가 필요합니다. 학회발표에서도 이 정보들이 중요한 경우가 흔히 있습니다. 표준편차나 평균값의 표준오차가 중요한 경우는 그래프를 사용하여 표현하는 편이 나은 경우가 대부분입니다. 수치데이터를 슬라이드에 써 넣으면, 대개 문자수가 늘어서 busy하게 되어 버리기 때문입니다. 하지만 이 슬라이드에서는 비개방골절(Closed fracture)과 개방골절(Open fracture)에서 골이 유합되기까지의 기간이 크게 다르다는 점을 알 수 있으면 충분합니다. 경우에 따라서는 표준편차를 선택하는 것이 좋을 수도 있습니다. 불필요한 정보는 잡음밖에 안됩니다.

　참고로, 그림 1-5의 슬라이드에서 사용한 큰 숫자의 폰트는 Helvetica Neue이며, 사이즈는 288폰트입니다. 이 크기라면 뒤에서 보는 사람도 보기 쉬울 것입니다.

문자의 크기와 화면사이즈

일본어문자는 정사각형이 가상 body가 되므로, 문자의 높이와 폭이 같습니다. 이 정사각형의 한 변(=높이, 폭)으로 문자의 크기를 나타냅니다. PC에서는 문자의 크기를 "포인트 (pt)"로 표기합니다. 1포인트=1/72인치로 정해져 있어서, 1포인트=0.3528mm가 됩니다. 단, 이것은 인쇄할 때의 이야기.

현재 컴퓨터 프레젠에서는 PC의 화면을 프로젝터로 영사하므로, 우리들이 보는 폰트의 크기는 작성한 프레젠소프트웨어의 화면사이즈의 설정에 따라서 달라집니다.

Power Point 사이즈의 디폴트 ··· 가로 960픽셀 : 세로 720픽셀 (가로세로비 4 : 3)

Keynote 사이즈의 디폴트 ··· 가로 800픽셀 : 세로 600픽셀 또는 가로 1,024 픽셀 세로 768픽셀 (가로세로비 4 : 3)

어느 소프트웨어나 최근 TV나 비디오의 표준인 와이드화면(가로세로비 16 : 9)으로 설정할 수 있습니다. 나는 Keynote의 가로 1,024픽셀 세로 768픽셀의 화면을 사용하고 있어서, 영사될 때 폰트 크기는 Power Point의 디폴트 사이즈로 하면, 한결 작은 사이즈로 변환됩니다. 내 사용조건이라면, Keynote의 96포인트는 Power Point변환에서 대략 90포인트가 됩니다.

F 80 대 20의 법칙에서 문장은 3줄이내

단어만으로 설명할 수 있는 경우는 괜찮지만, 슬라이드 속에 문장을 넣어야 하는 경우도 있습니다. 문장이 들어가면 문자수가 많아져서, 아무래도 슬라이드를 보기가 어렵게 됩니다. 그 결과, busy한 슬라이드를 만들게 됩니다. 문장이 들어가도 슬라이드를 보기 쉽게 하려면 줄수를 제한하면 됩니다. 슬라이드 속의 문장은 원칙적으로 3줄 이내로 하면, 누구라도 읽을 수 있는 보기 쉬운 슬라이드를 만들 수가 있습니다. 3줄 이내로 해도 2줄의 문장을 3개나 4개 1장의 슬라이드에 넣는 것은 반칙입니다. 1장의 슬라이드 속에는 3줄 이내로 한다는 법칙을 자신에게 부과해 둡니다. 종래의 프레젠에 익숙해지면, 그렇게 짧은 문장으로 끝내다니 도저히 불가능하다고 생각하는 것이 보통입니다. 나도 그렇게 생각했었습니다. 그러나 불필요한 잡음을 차츰 잘라버리고, 필요한 정보만 축약하여 shape-up하면 마지막에는 가능해집니다.

아시는 분도 많으리라 생각하지만, 80 대 20의 법칙이라는 것이 있습니다. "전체 매상의 80%를 차지하고 있는 것은 20%의 제품, 20%의 고객이다"라거나, "전소득의 8할은 인구 2할의 부유층이 가지고 있다"거나, "작업성과의 80%는 소비한 시간의 20%에서 나온다" 등입니다. "소프트웨어 이용자 중 80%는 전 기능 중 20%밖에 사용하지 않는다"도 있습니다. 시험 삼아 발표내용도 여기에 적용해 보면 어떨까요?

프레젠으로 전달하고자 하는 내용의 80%는 전체의 20%로 집약할 수 있다

상당히 좋지요. 80 대 20의 법칙을 떠올리면서, 정말 그 정보를 넣는 것이 중요한가 생각한 후 슬라이드를 보면, 차츰 불필요한 점이 발견되어 shape-up 할 수 있습니다. 종래대로 문자나 조목별 나열이 많은 슬라이드라면, 아마 간단히 50%이상 문장의 양을 줄일 수 있을 것입니다.

줄수를 짧게 하기 위한 상세한 테크닉으로는, 중요한 부분 이외의 문자사이즈를 작게 하는 방법도 있습니다. 줄수를 짧게 하고, 중요한 부분을 강조할 수 있다는 2가지 의미에서 유용한 방법입니다. 특히 중요한 수치를 써넣는 경우에는 기호나 단위는 수치보다도 작은 문자사이즈로 하는 편이 시인성도 좋아집니다.

그래도 4줄이상의 문장이 되어버리는 경우는 표현방법을 바꾸어 보는 방법도 있습니다. 예를 들면, 결론적으로 5가지가 중요하다고 주장하고 싶다면, 문장으로 쓸 것이 아니라 그 5가지를 나타내는 키워드만을 슬라이드에 넣습니다. 다음은 발표자가 내용을 얘기하면 됩니다. 얘기하는 것 전부를 문자로 슬라이드에 담을 필요는 없습니다. 필요 없기는커녕, 해서는 안되는 것입니다. 이 점은 나중에 설명하겠습니다.

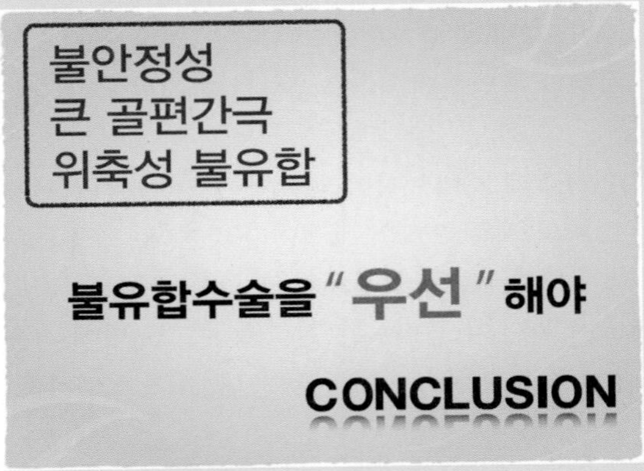

불안정성
큰 골편간극
위축성 불유합

불유합수술을 "우선" 해야

CONCLUSION

그림 1-6 키워드와 짧은 문장으로 이루어진 슬라이드
프롤로그에 등장한 학회에서 사용한 결론의 슬라이드. 연구결과부터(왼쪽 위의 박스), 골절부에 불안정성이 있는 경우, 골절부에 큰 갭이 남아 있는 경우, 위축성 불유합이 되어 있는 경우에는 초음파골절치료 장치만으로는 골절을 유합시키기 어려우므로, 먼저 수술을 하는 것이 좋다("우선" 해야)는 결론. 'CONCLUSION'에는 경면반사(reflect)라는 효과를 사용하고 있다.

2 매력적인 폰트를 사용한다

A 발표는 프로포셔널 폰트(proportional font)로

문자의 크기와 함께 폰트도 중요한 요소입니다. 폰트란 같은 서체디자인이 한 세트가 되는 데이터를 말하며, 퍼스널 컴퓨터에 발표하거나, 인쇄할 때, 문자의 형태를 결정합니다. 슬라이드에는 어떤 폰트를 사용하고 있습니까?

'문자 간격'으로 보면, 폰트는 등폭(等幅)폰트와 프로포셔널·폰트의 2종류로 나뉩니다. 프레젠테이션에서 사용하는 경우는 원칙적으로 프로포셔널·폰트를 사용하는 것이 좋습니다.

프로포셔널·폰트란 문자의 형태에 따라서 문자폭이 달라지는 폰트를 말합니다. 가변폭 폰트라고도 합니다. 활판인쇄에서 사용하는 활자에서는 예를 들면 'i'와 'w'에서는 문자의 폭이 달라집니다. 표 1-1에 폰트의 종류를 정리했습니다.

표 1-1 주요 프로포셔널·폰트와 등폭폰트

	프로포셔널·폰트		등폭폰트	
	영문	일문	영문	일문
Macintosh	• Chicage • Geneva • Helvetica • Times	• Osaka • 평성명조 • 히라기노	• Courier • Monaco	• Osaka [등폭]
Windows	• Arial • Times New Roman	• MS P 고딕 • MS P 명조 • 메이리오	• Courier New • Terminal	• MS 고딕 • MS 명조

프로포셔널에 반해서, 모노스페이스라고도 불리는 일군이 등폭폰트입니다. 등폭폰트는 문자에 상관없이 모두 같은 폭이 되므로, 문자수가 같으면 줄의 폭이 같아져서, 문자수의 위치도 가지런하여, 문자수가 정해진 용지에 어느 정도 넣을 수 있는가가 확실하다는 특징 등이 있습니다. 등폭폰트에서는 반각문자가 전각문자 폭의 반이 됩니다. 히라가나·가타카나·한자를 사용하는 일본어문자는 정사각형의 칸 안에서 디자인되어, 이 칸을 간격 없이 메워가는 것이 일본어의 문자조판의 기본입니다.

장황하게 설명했습니다만, 메시지는 하나입니다. 프레젠의 슬라이드에는 프로포셔널·폰트를 선택합시다. 이유는 간단합니다. 문자마다 최적의 폭을 설정한 폰트가 프로포셔널이므로, 이것을 사용하는 편이 훨씬 보기 쉽고 아름답기 때문입니다. 그 점, 기본적으로 포함되어 있는 폰트의 아름다움만을 생각해도, Mac이 멋있다고 생각됩니다.

Helvetica Neue		Arial	
Regular	*Ultra Light Italic*	**Regular**	
Medium	**Bold**	*Italic*	Helvetica
Light	***Bold Italic***	**Bold**	Regular
Ultra Light	**Condense Bold**	***Bold Italic***	*Italic*
Italic	**Condense Black**		**Bold**
Light Italic			***Bold Italic***

Times New Roman		Garamond	
Regular		Regular	Book Antiqua
Italic	Times	Light	
Bold	Regular	*Light Italic*	Regular
Bold Italic	*Italic*	**Bold**	*Italic*
	Bold		**Bold**
	Bold Italic		***Bold Italic***

히라기노 카쿠 고딕Pro W3 **히라기노 카쿠 고딕Pro W6** **히라기노 카쿠 고딕Pro W8** 히라기노 마루 고딕Pro W4 MSP고딕 표준 메이리오 레귤러 **메이리오 볼드**	히라기노 명조Pro W3 **히라기노 명조Pro W6** MSP명조 표준

그림 1-7 프로포셔널·폰트의 예

B 시인성(視認性)과 가독성(可讀性)

busy한 슬라이드를 만들지 않기 위해서, 1장의 슬라이드의 문장의 양은 가능한 적은 편이 좋다는 것은 앞에서 기술하였습니다. 일반적으로 문자·문장을 인식하는 경우에는 시인성(視認性)과 가독성(可讀性)이라는 2가지 요소가 중요합니다. 문자가 보기 쉬운 것을 시인성, 읽기 쉬운 것을 가독성이라고 합니다.

어려운 것은 전문가에게 맡기기로 하고, 보기 쉬운 슬라이드를 작성하기 위한 문자선택에는 다음이 중요합니다.

- 문자의 크기(사이즈)와 서체(폰트)
- 문자간격과 줄 간격 설정
- 배경색에 대한 문자의 색
- 문자의 장식

'문자의 크기'에 관해서는 이미 설명했습니다. 다카하시 method를 배워서 가능한 큰 문자를 사용하는 것이 중요했습니다. 자신이 지금까지 사용한 적이 없는 큰 문자를 사용해 보십시오.

C 기본은 고딕체와 산세리프체

'서체 (폰트)'에 관해서 생각해 봅시다. 영문과 일본어의 대표적인 프로포쇼널·폰트에 관해서는 앞에서 기술하였습니다(그림 1-7). 일본어의 기본폰트에는 명조체와 고딕체가 있습니다. 명조체는 가로줄에 비해서 세로줄이 두껍고, 선 끝에 꾸밈이 있는 서체이며, '히라기노 명조 ProN'이나 'MS P 명조' 등이 여기에 해당하는 폰트입니다. 고딕체는 가로줄과 세로줄의 굵기가 거의 같고, 선 끝에 꾸밈이 거의 없는 서체입니다. '히라기노 카쿠 고딕 ProN' 이나 'MS P 고딕' '메이리오' 등입니다. 극히 단순화하면, '명조체는 가독성이 뛰어나고, 고딕체는 시인성이 뛰어나다'고 합니다. 따라서 장문에는 가독성이 뛰어난 명조체가 좋고, 타이틀이나 짧은 문장·단어에는 시인성이 뛰어난 고딕체가 좋습니다.

영문폰트에는 세리프(serif)체와 산세리프(sans-serif)체가 있습니다. 세리프라는 것은 문자의 선 끝에 붙여지는 선·꾸밈을 말합니다. 세리프체는 다른 이름 '로만체'라고도 합니다. 'Times New Roman'이나 'Garamond' 등이 대표적입니다. 산세리프체의 'sans'은 프랑스어로 '~가 없는'이라는 의미이니까, 산세리프체는 '꾸밈이 없는 서체'라는 의미입니다. 'Helvetica', 'Helvetica Neue', 'Arial' 등이 대표적입니다. 일본어 폰트와 마찬가지로, '세리프체는 가독성이 뛰어나고, 산세리프체는 시인성이 뛰어납니다'.

명조체	일본어라면 '고딕체', 영문이라면 '산세리프 (Sans-serif) 체'를 사용하는 것이 원칙입니다.
고딕체	일본어라면 '고딕체', 영문이라면 '산세리프 (Sans-serif) 체'를 사용하는 것이 원칙입니다.

그림 1-8 명조체와 고딕체 슬라이드에서는 '고딕체'나 '산세리프체'를 사용하는 것이 원칙

슬라이드에는 가능한 긴 문장을 사용하지 않는 것이 기본, 그러기 위해서는 일본어라면 고딕체, 영문이라면 산세리프체를 사용하는 것이 원칙입니다. 처음 학회발표를 할 때에, 선배로부터 '슬라이드에는 고딕체를 사용하라'고 배운 것이 어렴풋이 생각납니다.

D 읽기 쉬운 줄 간격의 설정

'문자간격'에 관해서는 '프로포셔널·폰트를 사용하는 편이 아름답다'는 것만은 알아 두십시오. '줄 간격의 설정'은 너무 좁거나 넓어도 읽기가 불편합니다. '줄 간격'은 줄과 줄사이의 간격, '줄 넘김'은 줄 상단에서 다음 줄 상단까지의 간격을 말합니다. 폰트의 크기가 1.0이고, 줄 간격이 0.5라면, 줄 넘김은 1.5가 됩니다. 문자의 크기나 문자간격에도 영향을 받지만, '줄 간격'은 폰트사이즈의 0.5~0.7배, 줄 넘김은 1.5~1.7배로 설정하는 것이 가장 읽기가 쉽습니다. 대부분의 프레젠소프트웨어의 줄 간격 설정은 '줄' 또는 '포인트'로 설정할 수 있지만, '줄'로 설정하는 편이 간단합니다.

Power Point의 디폴트에서 줄 간격 설정 '1줄'은 '줄 간격 0.2, 줄 넘김 1.2'로 되어 있어서, 조금 좁아지므로 다시 설정하게 됩니다. Keynote에서의 줄 간격 설정은 MS P 고딕이라면 '1줄'은 '줄 간격 0, 줄 넘김 1.0'이지만, 히라기노 카쿠 고딕 ProN인 경우는 줄간격이 조금 넓어지는 불가해한 버그(bug)가 있습니다. 이상하게 줄 간격 설정을 '고유치'로 하면 줄 간격이 좁아집니다. 그래서 Power Point로 하든 Keynote

줄 간격 0.0 줄 넘김 1.0	폰트의 크기를 1.0으로 하면, 줄 간격이 0.5라면 줄 넘김은 1.5가 됩니다. '문자의 크기', '문자 간격'에도 영향을 받지만, 폰트 · 사이즈 0.5~0.7배 (행 넘기이라면 1.5~1.7배) 로 '줄 간격' 을 설정하면 가장 보기 쉽습니다.
줄 간격 0.5 줄 넘김 1.5	폰트의 크기를 1.0으로 하면, 줄 간격이 0.5라면 줄 넘김은 1.5가 됩니다. '문자의 크기', '문자 간격'에도 영향을 받지만, 폰트 · 사이즈 0.5~0.7배 (행 넘기이라면 1.5~1.7배) 로 '줄 간격' 을 설정하면 가장 보기 쉽습니다.
줄 간격 0.7 줄 넘김 1.7	폰트의 크기를 1.0으로 하면, 줄 간격이 0.5라면 줄 넘김은 1.5가 됩니다. '문자의 크기', '문자 간격'에도 영향을 받지만, 폰트 · 사이즈 0.5~0.7배 (행 넘기이라면 1.5~1.7배) 로 '줄 간격' 을 설정하면 가장 보기 쉽습니다.
줄 간격 1.0 줄 넘김 2.0	폰트의 크기를 1.0으로 하면, 줄 간격이 0.5라면 줄 넘김은 1.5가 됩니다. '문자의 크기', '문자 간격'에도 영향을 받지만, 폰트 · 사이즈 0.5~0.7배 (행 넘기이라면 1.5~1.7배) 로 '줄 간격' 을 설정하면 가장 보기 쉽습니다. .

그림 1-9 줄 간격 설정의 원칙

폰트사이즈를 1.0으로 하면, 줄 간격 0.5~0.7, 줄 넘김 1.5~1.7이 알맞은 줄 간격.

로 하든, 줄 간격 설정은 직접 미조정을 하는 경우가 많습니다. 멋있게 보이기 위한 줄 간격 설정은 줄 간격0.5~0.7, 줄 넘김 1.5~1.7이니까, 이 원칙에 맞게 설정해 보십시오.

E 문자의 장식

슬라이드에서 문자를 강조하는 경우에는 다음의 방법이 있습니다.

- 폰트사이즈
- 문자의 색
- 폰트의 종류
- 문자에 그림자를 넣는다 (drop shadow)
- 문자의 경면반사 (reflect)
- 문자를 박스 안에 넣는다
- 워드아트 (Word art)

폰트사이즈는 그림 1-10과 같이 강조하는 부분만을 특히 크게 표시하는 방법이 상당히 효과적입니다. 문자색은 배경색과 관계가 있으며, 제2장에서 자세히 설명하도록 하겠습니다.

연구발표인 경우에는 원칙적으로 1~2종류 정도의 작은 폰트를 사용하여 발표하면 통일감이 있으며, 보기 쉬운 경우가 많습니다. 동종 폰트라도 가는 글자, 진한 글자, 기울임체(이탤릭체) 등 몇 가지 타입이 전개된 폰트·훼밀리가 프레젠소프트웨어에 탑재되어 있습니다. 이것을 자유자재로 사용하여 악센트를 줄 수가 있습니다. 한 장의 슬라이드 속에는 같은 폰트훼밀리를 사용하는 편이 통일성을 유지하여 보기가 쉽습니다. 내가 최근에 마음에 든 폰트는 Helvetica Neue입니다. Macintosh에서는 표준으로 11종류의 서체가 준비되어 있습니다(그림 1-11).

오브젝트나 문자에 그림자를 넣는 효과를 drop shadow라고 합니다. 문자의 drop shadow는 사진 위에 문자를 배치하는 경우 등에 흔히 사용합니다. 그림자에는 그레데이션을 주는 경우와 주지 않는 경우가 있으며, 배경과의 관계에서 검정 이외의 색으로 그림자를 넣기도 합니다(그림 1-10, 12).

경면반사(reflect)도 최근 프레젠소프트웨어에서는 간단히 넣을 수 있게 된 장식입니다. 너무 남용하면 싫증이 나지만, 군데군데 잘 사용하면 멋진 느낌을 줍니다 (그림 1-6, p22).

타이틀(표제)이나 강조하려는 단어의 주위를 색깔 있는 박스로 만드는 방법은 비교적 흔히 사용하는 테크닉입니다. 박스에는 선을 넣지 않거나, 가는 선으로 하는 편이 보기가 좋습니다. 박스의 형태는 직사각형이나 각을 둥글린 직사각형이 좋습니다

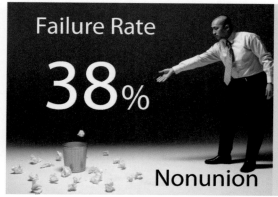

그림 1-10 폰트사이즈, drop shadow
에 의한 강조
사진은 『gettyimages®』에서 구입.

(사진제공/Aidon/gettyimages)

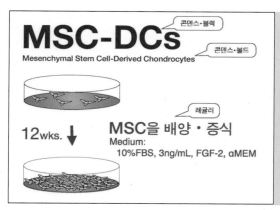

그림 1-11 폰트·훼밀리에 의한 장식
Helvetica Neue의 훼밀리 중, 콘덴
스·블랙, 콘덴스·볼드, 레귤러의 3종
류의 폰트를 사용.

(그림 1-13). 타원형 박스는 문자를 보기 좋게 배치하기가 매우 어려우므로, 사용하
지 않는 편이 현명합니다.

　Power Point에는 워드아트라는 장식문자를 작성하는 툴도 있습니다. SmartArt
그래픽기능과 병용하여, 문자를 장식한 도표를 간단히 작성할 수 있습니다. 능숙하
게 사용하면 좋지만, 복잡한 도표가 많아서, 심플하게 프레젠한다는 컨셉에서 보
면, 그다지 쓸모가 없겠지요? 심플한 도표라면, SmartArt 그래픽기능을 사용하지
않아도 작성이 용이합니다.

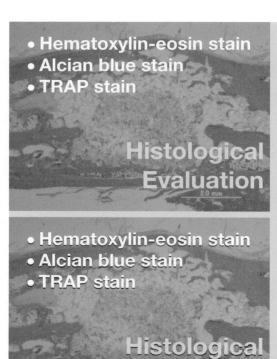

그림 1-12 drop shadow에 의한 문자의 장식
drop shadow를 넣음으로써 (아래), 문자의 시인성이 좋아진다.

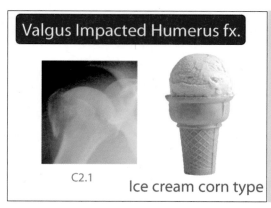

그림 1-13 문자를 박스 안에 넣는 장식

3 조목별 나열은 금지

A 서적이나 논문 속에서는 효과적인 조목별 나열

이해하기 쉬운 발표를 하고 싶다면, 여러분이 사용하고 있는 프레젠소프트웨어에서 조목별로 나열하는 템플릿을 지금 바로 삭제할 것을 권합니다.

사전에 의하면, 조목별 나열이란 '사항을 몇 가지로 나누어 나란히 적는 것, 또 그 형식으로 쓴 것'이라고 기술되어 있습니다. '주사위는 던져졌다'라는 명언으로 유명한 가이우스 율리우스 카이사르(Gaius Julius Caesar)가 수기했다고 하는 가리아전기 중에도 조목별로 나열되어 있습니다. '이 성을 공격하는 목적은 3가지이다. 첫째로…,'라는 느낌입니다. 본래, 조목별로 나열하는 것은 서적에서 사용된 기법입니다. 만일 여기에서 당뇨병의 세소혈관장애(3대합병증)를 기술하면 이렇게 됩니다.

- 당뇨병성 망막증
- 당뇨병성 신증
- 당뇨병성 신경장애

조목별 나열의 특징은 ① 중요사항을 특히 파악하기 쉬운 점, ② 전체상을 파악할 수 있는 점입니다. 내용을 간결하게 정리한 조목별 나열이 매우 효과적입니다. 서적이라면, 차분히 몇 번이고 읽어서, 조목별로 나열된 항목을 공부할 수가 있습니다. 시험공부 등에서는 머리를 정리하거나 암기하는 데에도 효과적이겠지요. 단, 조목별 나열을 활용하는 전제조건은 차분히 몇 번이라도 읽을 수 있다는 점입니다.

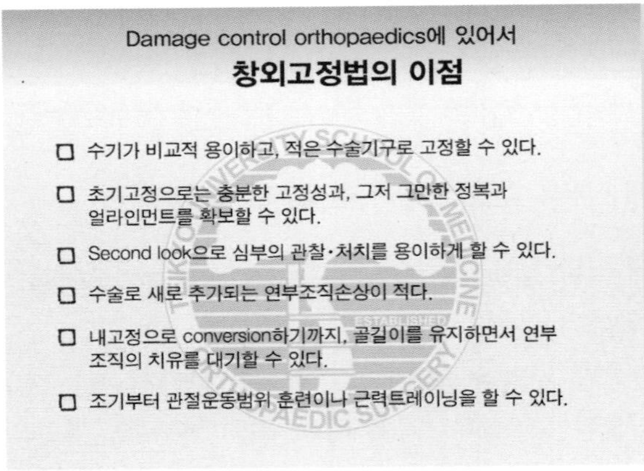

Damage control orthopaedics에 있어서
창외고정법의 이점

- 수기가 비교적 용이하고, 적은 수술기구로 고정할 수 있다.
- 초기고정으로는 충분한 고정성과, 그저 그만한 정복과 얼라인먼트를 확보할 수 있다.
- Second look으로 심부의 관찰·처치를 용이하게 할 수 있다.
- 수술로 새로 추가되는 연부조직손상이 적다.
- 내고정으로 conversion하기까지, 골길이를 유지하면서 연부 조직의 치유를 대기할 수 있다.
- 조기부터 관절운동범위 훈련이나 근력트레이닝을 할 수 있다.

그림 1-14 전형적인 조목별 나열의 슬라이드
서적에 싣는다면 나쁘지 않지만, 프레젠의 슬라이드로는 불합격. 비치는 무늬로 넣은 로고도 보기가 어려울 뿐이다.

B 달갑지 않은 슬라이드 속의 조목별 나열

강연이나 발표의 슬라이드에도 조목별 나열이 흔히 사용됩니다. '이 치료법의 이점은 5가지가 있습니다. 첫째로…,' 일반적인 프레젠에서도 흔히 사용됩니다. 그러나 청중에게는 전혀 고맙지 않습니다. 이유는 아시겠지요. 프레젠에서는 차분히 몇 번이고 반복해서 읽을 수 없기 때문입니다.

물론, 조목별 나열의 내용에 따라 다르기도 합니다. 긴 문장을 슬라이드에 줄줄 쓸 정도라면, 단문이나 키워드가 3~4개 나열한 조목별 기술이 훨씬 심플해서 이해하기 쉽습니다. 조목별 항목이 글이나 문장인 경우는 어떨까요? 이것은 이제, 거의 괴멸적으로 'Power Point에 의한 죽음'을 향해 쏜살같이 달려가는 느낌입니다.

슬라이드 속에 글이나 문장이 있으면, 청중은 그것을 읽게 됩니다. '청중은 슬라이드에 표시된 글이나 문장을 읽으면서, 발표자의 얘기를 들을 수(이해하는 것)가 없다'는 정도로 생각하는 편이 좋습니다. 반복하지만, 1장의 슬라이드 속의 문장은 3줄이내입니다. 이 원칙에서 생각하면, 조금 짧은 문장이라도, 조목별로 쓰면 완전히 이 원칙에서 벗어나게 됩니다. 만일, 아무래도 열기(列記)해야 할 내용이 있다면, 각각의 내용을 단적으로 나타내는 키워드만 나열하거나 또는 세분화하여 1개씩 다른 슬라이드에 하는 검토가 필요합니다.

그럼, 내가 옛날에 만들었던 나쁜 예를 들어 보겠습니다. 그림 1-15는 EBM (evidence based medicine : 근거에 기초한 의료)의 수법을 설명할 때에 사용한 슬라이드입니다.

애니메이션기능을 사용하여, 스텝별로 문장이 나오게 설정되어 있습니다. 폰트는 히라기노 카쿠 고딕 Pro W6의 24포인트입니다. 각 스텝을 1줄로 하기 위해서, 이 사이즈의 폰트를 사용했습니다.

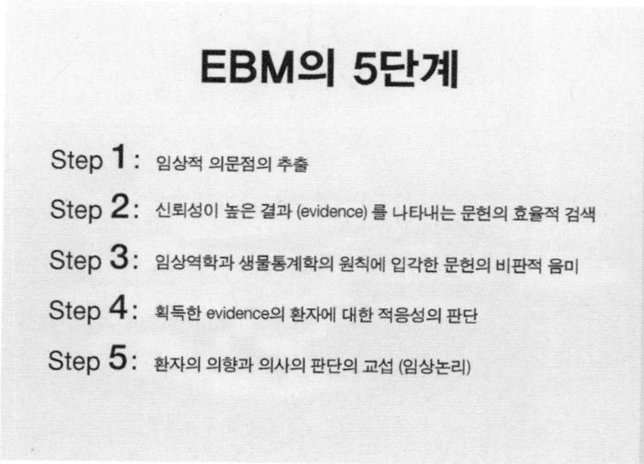

EBM의 5단계

Step **1** : 임상적 의문점의 추출

Step **2** : 신뢰성이 높은 결과 (evidence) 를 나타내는 문헌의 효율적 검색

Step **3** : 임상역학과 생물통계학의 원칙에 입각한 문헌의 비판적 음미

Step **4** : 획득한 evidence의 환자에 대한 적응성의 판단

Step **5** : 환자의 의향과 의사의 판단의 교섭 (임상논리)

그림 1-15　EBM (근거에 기초한 의료)의 스텝을 설명한 슬라이드 체언이 생략되어 있지만, 작은 문자로 쓰여진 문장이 5줄이나 나열되어 있다.

이 슬라이드는 발표하는 전체적인 내용을 파악하기 위한 조감도로 작성했는데, 5줄이나 되는 슬라이드를 꺼낸 시점에서 아웃입니다.

프레젠 관계 서적을 보면, '체언을 생략하여 문장을 짧게 하는 것이 좋다'라는 설명이 흔히 눈에 뜁니다. 예를 들어, 이 EBM에 관한 슬라이드의 Step 2에서는 '신뢰성이 높은 결과(evidence)를 나타내는 문헌을 효율적으로 검색한다'라고 쓴 부분을 '신뢰성이 높은 결과(evidence)를 나타내는 문헌의 효율적 검색'이라고 체언을 생략해 버립니다. 앞 문장보다는 조금 낫지만, 체언 생략으로 줄어든 문자수는 단지 4글자입니다. 내용은 EBM의 수법을 단적으로 정확하게 설명하고 있지만, 내가 청중이었다면 이 슬라이드를 읽을 마음이 생기지 않았을 것입니다.

다시 한번 같은 강연을 할 기회가 있다면, 다카하시 method로 세분화하여 스텝마다 설명하거나 동시에 5스텝을 나열하고 싶다면, 다음의 그림 1-16과 같은 슬라이드로 하겠습니다. 아마 이 3장째 슬라이드가 발표에서 사용해도 좋은 조목별 나열의 한계일 것입니다.

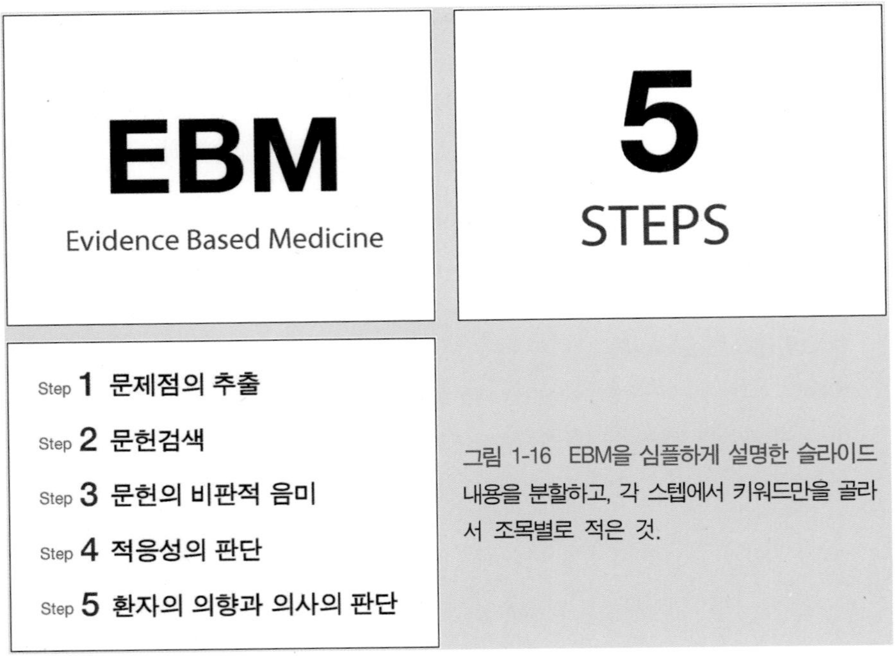

EBM
Evidence Based Medicine

5
STEPS

Step **1** 문제점의 추출

Step **2** 문헌검색

Step **3** 문헌의 비판적 음미

Step **4** 적응성의 판단

Step **5** 환자의 의향과 의사의 판단

그림 1-16 EBM을 심플하게 설명한 슬라이드
내용을 분할하고, 각 스텝에서 키워드만을 골라
서 조목별로 적은 것.

앞에서, '청중은 슬라이드에 표시된 문장을 읽으면서, 발표자의 얘기를 들을 수
(이해할 수) 없다'고 기술하였습니다. 그러나 청중이 슬라이드 속에 표시된 문장을
읽으면서도, 발표자의 얘기를 이해할 수 있는 경우가 있습니다. 어떤 경우인지
알겠습니까?

발표자가 슬라이드에 적은 글이나 문장을 그대로 읽은 경우입니다. 초등학교 국
어 수업의 읽기와 같습니다. 1~2줄의 짧은 문장이라면, 발표자가 슬라이드에 표시
된 문장을 그대로 읽어도 문제가 없습니다. 그러나 긴 조항으로 기술하거나 4줄
이상의 문장을 읽으면, 청중은 지루해져 버립니다. 때로는 8줄~10줄 정도의 긴
문장이 하나의 슬라이드에 표시되는 경우가 있습니다. 이것을 읽으면, 청중은 지루
해서 눈꺼풀이 무거워지거나, 초조해합니다. 낭독이 청중을 상당히 감동시킬 수
있다면 별개이지만, 슬라이드에 쓰인 내용을 그대로 읽어서 전달할 뿐이라면, 발표
자의 존재가치는 사라져 버립니다. '쓴 문장을 읽고 이해한다'와 '발표를 듣는다'는 것은
상당한 차이가 있는 것입니다.

C 조목별로 나열하는 '결론'은 금지

긴 문장을 가장 많이 읽는 장면은 발표의 마지막에 나오는 '결론'의 슬라이드입니다. 오리지널 연구 발표에서 '결론'이 긴 문장이 되는 것은 본래는 있을 수 없습니다. 연구에는 가설탐색적 연구와 가설검증적 연구가 있습니다. 자세한 내용은 후에 기술하겠지만(제5장-1-B, p148), 전자라면 결론은 '○○○와 ××라는 가설이 고려된다'가 되고, 후자라면 '○○라는 가설이 검증되었다'가 됩니다. 물론 표현방법은 바뀌리라 생각하지만, 원칙적으로는 이와 같은 심플한 패턴이 됩니다. 따라서 장황한 '결론'은 본래 있을 수 없습니다.

'결론'의 슬라이드를 조목별로 나열한 경우를 흔히 봅니다. 나 자신도 그만 조목별로 나열해 버리기 십상이니까, 발표자의 기분을 잘 알 수 있습니다. 연구자에게는 자신들이 얻은 데이터(결과)가 매우 중요한 것으로 깊이 생각합니다. 그 때문에 마지막에 다시 한번 정리해 두자는 기분으로, 아무래도 '결론'의 슬라이드에 많은 내용을 쓰게 됩니다.

최악의 패턴은 이런 느낌입니다.

---

1. ○○라는 것을 검증하기 위해서, ●●라는 실험모델을 사용하여, ◎◎와 □□의 관계를 조사했다.
2. △△와 ▲▲와 ××라는 결과를 얻었다.
3. 그런데 ■■라는 것을 알게 되었다.

이렇게 되면, '결론'이라기보다 연구의 다이제스트인 '정리'가 되어 버립니다. 오히려, '결론'에 본격적인 '정리'의 슬라이드를 넣는 사람도 있습니다. 대체적으로 상당히 장황한 문장이 표시됩니다. 심한 경우는 1장에 그치지 않고 2장의 '정리'가 되기도 합니다. 마지막 슬라이드는 연구목적이나 연구가설에 대응한(가능하면 3줄 이내로) 짧은 '결론'으로 해야 합니다.

오리지널 연구성과를 발표하는 경우와는 달리, 심포지움 등에서 한 가지 테마에 관해서 복수의 연구성과를 정리하여 발표하는 경우가 있습니다. 이 경우에는 '정리' 슬라이드가 있어도 이해되리라 생각합니다.

D 에빙하우스의 망각곡선

'정리'는 '조목별 나열'과 마찬가지로 서적에서는 2가지 의미에서 효과적입니다. ① 잊지 않도록 복습한다, ② 전부 읽지 않아도 중요한 점을 파악할 수 있다, 이 2가지입니다. 잊지 않도록 복습이 필요하다는 점은 사람의 기억력이 불확실하다는 전제입니다. 사람의 기명력에 관해서는 에빙하우스의 망각곡선이 유명하며, 흔히 관련된 화제로 등장합니다. 다음과 같이 설명되는 경우가 많습니다.

· · · · · · · · · · · · · · · · · · · ·

독일의 심리학자 헤르만·에빙하우스(Herman Ebbinghaus)는 사람의 기명력에 관해서 연구했습니다. 무의미한 음절을 기억하고, 그 망각률을 조사하여 유도된 망각곡선을 에빙하우스의 망각곡선이라고 합니다. 어느 정도 사람은 기억한 것을 잊어버릴까요? 에빙하우스의 실험에서 망각률은 다음과 같습니다.

- 20분후에는 42%
- 1시간후에는 56%
- 1일후에는 74%
- 1주후에는 77%
- 1개월후에는 79%

보세요, 대단하지요. 20분후에는 기억한 것의 42%나 잊어버리고, 1일후에는 74%나 잊어버립니다. 그러니까 복습하는 것이 중요합니다.

· · · · · · · · · · · · · · · · · · · ·

복습이 중요하다는 점에는 이의가 없지만, 다시 한번 이 숫자를 잘 보십시오. 뭔가 이상하다고 생각되지 않습니까?

사람의 기억력이 이렇게 좋다면 모두 고생하지 않아도 되지 않겠습니까? 무의미한 음절을 1개월후에 21%나 기억할 수 있다고 생각합니까? 내게는 절대로 무리입니다. 아마 5분후에는 전부 잊어버릴 것입니다.

실은 의도적인지는 알 수 없지만, 대부분의 서적에서 에빙하우스의 실험결과를 잘못 인용하고 있는 것입니다. 에빙하우스가 한 실험은 다음과 같습니다.

· · · · · · · · · · · · · · · · · · · ·

TOB, SAB, GEX와 같은 자음-모음-자음의 음절을 기억하는 데에 걸리는 시간을 우선 측정하고, 전부 기억한 시간을 't1'이라고 합니다. 다음에 시간을 두고 재학습하여, 다시 한번 전부 기억할 때까지의 시간을 측정하고, 이것을 't2'라고 합니다. 에빙하우스는 $Q = (t1 - t2) / t1 \times 100(\%)$를 '절약률(Q)'이라고 정의하였습니다.

••••••••••••••••••••

이 Q가 조금 전 '망각률'이라고 설명한 '%'입니다. 재학습을 했을 때, 얼마나 시간을 단축(절약)할 수 있었는가, 그 비율(Q)을 남아 있는 "기억량의 지표"라고 한 것입니다. 능숙한 평가방법을 사용하고 있구나 감동하게 됩니다.

단, 우리들이 직감으로 떠올리는 '망각률'은 '기억한 것을 얼마나 잊었는가?', 또는 반대로 '기억한 것을 얼마나 생각해 낼 수 있는가?' 하는 것을 나타내는 것입니다. 아마 이 의미에서 '망각률'은 에빙하우스의 '절약률' 보다 더 나쁜 것은 아닐까요?

따라서 서적에 '정리'가 있으면 매우 도움이 됩니다. 한 줄의 문장을 읽은 후, 문장의 마지막 페이지에 '정리'가 있으면, 바로 복습할 수 있는 셈이니까 기억의 정착에는 도움이 됩니다. 그러나 학회나 연구회의 오리지널 연구결과의 발표에서는 '정리' 슬라이드는 반드시 만들어야 하는 것은 아닙니다. 고작 5~10분 정도 발표한 내용을 정리하는 의의는 거의 없습니다. '정리' 등을 만들지 않으면 이해할 수 없는 발표는 애당초 실패입니다. 장황하게 쓴 '정리'를 보이면서, '결론은 슬라이드와 같습니다'라고 끝맺는 것은 최악의 프레젠입니다.

단, 시간이 있는 강연 중에서 몇 가지 다른 얘기를 하는 경우나 수업의 프레젠에서는 '정리'가 유효하게 활용되는 경우가 있습니다. 그러나 여기에서도 마찬가지로, 다시 되풀이해서 읽을 수 없는 상황에서는 그 유용성이 낮다고 할 수 있습니다.

E 핸드아웃(handout)이라면 '조목별 나열'도 '정리'도 OK

한편, 강연이나 강의 등에서는 '조목별 나열'이나 '정리를 넣은 핸드아웃(배포자료)을 따로 준비해 두는 것이 매우 유용합니다. 연수회 강연에서는 청중을 위한 핸드아웃의 제작을 미리 의뢰하는 경우가 있습니다. 프레젠에서 사용하는 그래프나 표, 문자의 슬라이드는 복잡한 요소를 삭제한 심플한 것이어야 청중이 이해할 수 있습니다. 이에 반해서, 읽을거리인 핸드아웃은 나중에 몇 번이고 천천히 반복해서 읽을 수 있으므로, 조금 복잡한 것이라도 문제가 없습니다. 발표를 위한 슬라이드와 읽고 이해하기 위한 핸드아웃은 본래 당연히 다른 것이어야 합니다. 그러나 주최자나 수강자로부터는 강연슬라이드의 카피(사본)를 희망하는 경우가 많습니다.

만일 발표자가 복잡한 '조목별 나열'이나 '정리'가 가득 적힌 슬라이드를 사용하여 강연하면, 발표는 이해하기 어려웠지만(최악은 'Power Point에 의한 죽음'), 집에 돌아가서 핸드아웃을 정독하면 그럭저럭 강연 내용을 이해할 수 있다는 식입니다. 만일 발표자가 심플한 슬라이드로 강연하면, 발표는 쉽게 이해할 수 있지만, 집에 돌아가서 핸드아웃을 읽어도 거기에는 자세한 정보가 없어서, 자료로서 그다지 도움이 되지 않는다는 식입니다.

이왕이면, 발표도 이해하기 쉽고, 핸드아웃도 자료로서 도움이 되는 편이 좋다고 생각하지 않습니까? 슬라이드의 카피와는 다른 핸드아웃을 만들어야겠지요.

칼 럼 2 또 한 가지 질문은…

학회나 연구회에서 질문할 때, 한 번의 질문에 2가지 이상의 내용을 묻는 사람이 종종 있습니다.

에빙하우스의 망각곡선까지 들먹일 필요는 없고, 사람은 들은 것을 바로 잊어버립니다. 대부분의 경우, 질문을 받은 발표자는 대답하기 쉬운 질문에 회답한 후, '에-그러니까, 또 다른 질문은 뭐였드라?'가 됩니다. '발표자들은 질문받은 내용을 메모하고 대답하는 거야'라고, 지도를 받은 사람이 있을지도 모릅니다. 질문에 대한 대답을 생각하면서 메모를 한다는 것은 보통 사람이 손쉽게 할 수 있는 일이 아니므로, 이런 말에 속지 않도록 하십시오. 그보다, 한 번의 질문에 2가지이상을 묻는 것은 반칙이라고 좌장이 주의를 시켜야 합니다. 하나씩 물으면 아무 문제가 없으니까요.

내가 지도하고 있는 대학원생이 처음 학회에서 발표했을 때에, 그녀에게 2가지 내용을 물은 고얀 놈이 있었습니다. 당연히 '또 다른 질문은…' 식이 되었지요. 질의가 끝난 후, 두번째 질문을 잊어버린 것에 그녀는 조금 주눅이 들어 있었습니다. '2가지 질문을 하는 것은 반칙이니까, 다음 학회에서는 한 가지씩 질문하도록 주의를 주라'고 지도했습니다.

F 절대 금지인 다단계 조목별 나열

조목별 나열을 포함하여, 4줄이상의 문장이 슬라이드에 표시되면, 성실한 청중은 '문자가 가득! 읽지 않으면 따라가지 못하겠다'고 필사적으로 읽습니다. 그렇게 되면 읽는 것에 집중하게 되어, 발표자의 얘기를 듣지 않게 됩니다. 반복되는 얘기지만, 얘기를 들으면서 읽을 수 있는 한계는 3줄이내라고 기억하십시오. 키워드만 표시되어 있으면, 청중은 발표자의 얘기에 집중할 수 있습니다.

편리하여 너무 사용하는 조목별 나열에는 여러분이 흔히 빠지기 쉬운 큰 함정이 또 하나 있습니다. 다단계 상태의 조목별 나열입니다.

다시 한번, 조목별 나열로 만든 '일본 3경'의 슬라이드를 보십시오(그림 1-17 [위]). p13의 그림 1-2와 같은 슬라이드입니다.

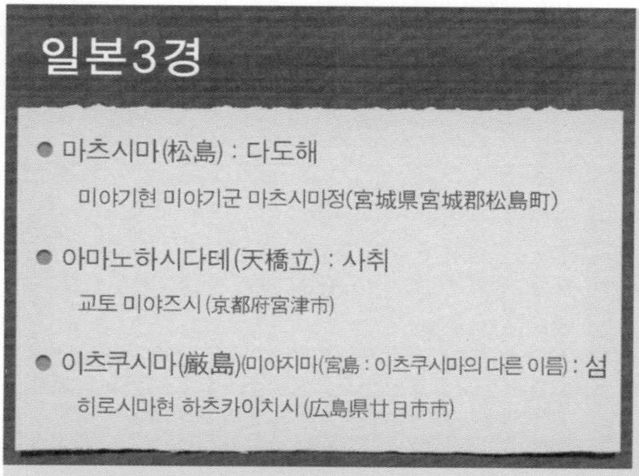

일본3경

● 마츠시마(松島) : 다도해
　미야기현 미야기군 마츠시마정(宮城県宮城郡松島町)

● 아마노하시다테(天橋立) : 사취
　교토 미야즈시(京都府宮津市)

● 이츠쿠시마(厳島)(미야지마(宮島 : 이츠쿠시마의 다른 이름) : 섬
　히로시마현 하츠카이치시(広島県廿日市市)

그림 1-17 다단계 조목별 나열은 표로 만들어 본다

앞에서 기술한 '치명적 결점'이란 다단계 조목별 나열인 점, 아래처럼 표로 만드는 편이 보기 쉽다.

일본3경

마츠시마 (松島)	미야기현(宮城県) 미야기군 마츠시마정 (宮城郡松島町)	다도해
아마노하시다테 (天橋立)	교토(京都府) 미야즈시(宮津市)	사취
이츠쿠시마(厳島) (미야지마(宮島))	히로시마현(広島県) 하츠카이치시(廿日市市)	섬

'3가지 조목별로 나열한 간단한 이 슬라이드조차, 3가지 명칭, 3가지 특징, 3장소라는 9가지 요소가 포함되어 있다'고 앞에서 기술하였습니다. 언뜻 보기에, 일본 3경인 '松島' '天橋立' '厳島 (宮島)'의 3곳만 열기되어 있는 것처럼 보여도, 실은 각각 '특징'과 '장소'의 정보도 "다단계"로 표시되어 있습니다. 여기에서 테크닉. 다단계 조목별로 나열하는 경우는 표로 만들면, 이해하기 쉬워집니다.

20여년 전, 푸른색 배경에 흰 글자의 블루슬라이드를 사용하던 시대에도, 조목별로 많이 나열했던 것 같습니다. 그 전통 위에, 조목별 나열이 흔히 사용되는 원인의 하나로서 Power Point나 Keynote 등의 프레젠소프트웨어의 영향도 있는 것 같습니다. 확실히 신규 슬라이드를 선택하면, 슬라이드의 타이틀 입력과 그 아래에 박스를 친 조목별 편집화면이 나옵니다. 프레젠소프트웨어의 템플릿을 이용하면, 무의식적으로 2~4단 정도 다단계상태의 조목별 슬라이드가 간단히 생겨버리니까, 주의하십시오.

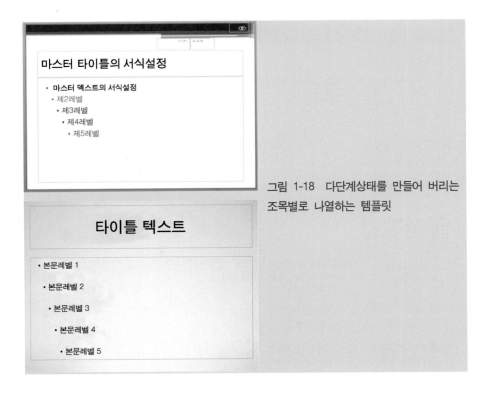

그림 1-18   다단계상태를 만들어 버리는 조목별로 나열하는 템플릿

제 **2** 장

슬라이드의 디자인

앞장에서는 슬라이드 속에서 사용하는 문자와 문장의 양에 관해서 살펴봤습니다. 최근 프레젠소프트웨어는 고기능으로, 아름다운 배경이나 매력적인 애니메이션·트랜잭션기능, 그래프나 표의 작성기능을 갖추고 있습니다. 또 발표에서는 일러스트를 사용하기도 합니다. 색의 사용법도 슬라이드의 디자인을 생각하는 경우에는 매우 중요합니다. 이 장에서는 이것에 관해서 설명하겠습니다. Power Point나 Keynote 사용법의 상세한 내용은 각 소프트웨어의 해설서를 읽는 것이 좋지만, 중요한 부분에는 간단한 설명을 추가했습니다.

1 슬라이드의 배경

A 처음은 블루부터

프레젠에서 사용하는 슬라이드 배경을 나는 극히 심플한 흰색배경이나 검정색배경으로 하고 있습니다. 왜 이와 같이 수수한 배경을 사용하게 된 것일까요? 우리 세대는 리얼한 슬라이드 영사를 사용한 발표에서부터 컴퓨터·프레젠으로의 과도기를 경험해 왔습니다. 우선 역사를 조금 뒤돌아봅시다.

Keynote로 하든 Power Point로 하든, 프레젠소프트웨어에는 각종 슬라이드배경(백그라운드)을 배치한 템플릿이 갖추어져 있습니다. 내가 대학을 졸업할 무렵에는 대부분의 발표에 블루슬라이드를 사용했습니다. 블루슬라이드라는 것은 슬라이드영사용 필름의 종류로, 푸른 바탕에 흰글자를 사용한 것입니다. 저렴한 가격에 콘트라스트가 높아서, 문자를 보기 쉽다는 점에서 사용되었습니다. 지금 생각하면, 얼마나 따분한 슬라이드인지요? 문자에 색을 넣을 때는 검정색 배경에 흰 글자의 슬라이드를 사용하여, 색을 넣으려는 부분에 컬러셀로판을 붙여서, 유리 마운트로 끼우는 극히 아날로그적인 방법을 사용했습니다.

X선사진 등은 샤우카스텐 위에 놓은 X선필름을, 우선 흑백필름으로 촬영하여 현상, 프린트한 것을 카터로 깨끗하게 잘라서, 배경이 되는 대지 위에 풀로 붙입니다. 이 원고를 카메라맨이나 슬라이드 작성업자에게 가지고 가서, 그 원고를 포지필름으로 촬영합니다. 더 옛날에는 자신이 촬영했던 모양으로, 연수당시 의국의

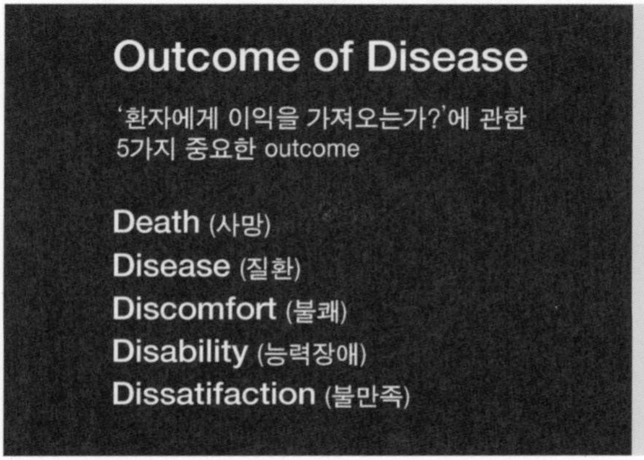

Outcome of Disease

'환자에게 이익을 가져오는가?'에 관한
5가지 중요한 outcome

Death (사망)
Disease (질환)
Discomfort (불쾌)
Disability (능력장애)
Dissatifaction (불만족)

그림 2-1 블루슬라이드
당시는 이런 느낌의 슬라이드였습
니다.

한쪽 구석에 오래된 기계가 놓여 있던 것을 기억하고 있습니다. 인화지에 굽는 사진은 최종적인 크기를 고려하여 판을 결정해야 합니다. 1장의 슬라이드를 작성하는 데에 쓸데없는 시간과 비용이 드는 셈입니다. 학회 전에는 슬라이드가 잘 준비되어 있는지, 언제나 마음이 조마조마했습니다.

디지털카메라 같은 것이 없었던 시대입니다. 술중 사진을 촬영하는 것은 새로 들어온 의사의 일이었습니다. 카메라를 취미로 하고 있는 사람이라면 괜찮겠지만, 대부분은 아마추어입니다. 당연히 빈번히 촬영에 실패합니다. 필름 넣는 것을 잊어버리는 경우도 종종 있었습니다. 드문 수술의 사진촬영에 실패하면, 선배로부터 호된 꾸중을 듣기도 했습니다. 의사가 되려고 그렇게 공부했는데, 사진을 잘 못찍는다고 혼났던 것입니다. 학부의 이수과목에 사진촬영도 넣고 싶다고 탄식하던 시절이었습니다.

B 컴퓨터에 의한 슬라이드 작성의 시작

시대가 발달하여, 컴퓨터를 사용하여 슬라이드를 작성할 수 있게 되었습니다. 처음에는 일본어에 대응하는 프레젠소프트웨어가 없어서, Power Point의 영어판을 일본어환경에서 어떻게든 사용하면서 작성했습니다. 또 당시는 Macintosh(Mac)가 아니면 Power Point를 할 수 없어서, 의사나 연구자가 사용하는 컴퓨터는 Mac 으로 정해져 있었습니다. 그 후, 일본어에 대응하는 프레젠소프트웨어가 개발되고, Power Point도 일본어에 대응하여, GUI(그래피컬 유저 인터페이스, 정보 표시에 그래픽을 흔히 사용하고, 대부분의 기초적인 조작을 마우스 등으로 간단히 할 수 있는 구조나 조작감을 말한다)가 Mac과 그대로인 OS로 Windows가 개발되었습니다. 그러나 현재와 같은 컴퓨터 화면을 프로젝터로 투영하는 형식이 정착되기까지는 조금 시간이 걸렸습니다. 프레젠소프트웨어로 작성한 슬라이드를 포지필름으로 출력하여 리얼한 슬라이드를 작성할 필요가 있었던 것입니다.

컴퓨터 화면을 포지필름으로 인쇄하는 필름프린터도 판매되고 있지만, 1대 가격이 100만엔을 넘는 고가여서, 연구실에서도 좀처럼 구입하지 못했습니다. 할 수 없이, 모두 돌아간 후에 방을 깜깜하게 하고, 컴퓨터 화면을 카메라로 촬영했습니다. 광각렌즈와 삼각을 사용하여, 포지필름으로 촬영했습니다. 멋지게 촬영할 수 있는 셔터속도를 선배에게 배운 것입니다.

컴퓨터에서 취급할 수 있는 색수도 한정되어 있었습니다. RAM(수시기입·읽기 기억장치)의 용량도 적어서, 큰 파일사이즈의 데이터는 분할하여 작성했습니다. 크다고 해도 의미매체가 3.5인치 플로피디스크나 MO(광자기디스크의 하나)의 시대입니다. 플로피디스크의 용량은 720KB나 1.44MB입니다(지금이라면 디지털카메라사진 1장을 겨우 보존할 수 있을 정도의 용량). 128MB MO가 발매된 때에는 정말 편리해졌다고 감탄했지만, 상당히 고가였습니다. 아마 128 MB MO라도 발매초기는 1장에 5,000엔 정도였습니다. 마침내, 필름프린터의 가격도 내려가서, 누구라도 능숙하게 슬라이드를 작성할 수 있게 되었습니다. 이 무렵에는 이른바 풀컬러로도 대응할 수 있게 되었습니다.

X선사진, CT나 MRI영상, 마크로사진 등을 디지털데이터로 PC에 저장하는 것도 쉽지 않았습니다. 이 영상을 포함하는 슬라이드는 변함없이 이전수법과 마찬가지로 제작되었습니다. 마침내, 이미지스캐너가 발매되었습니다. 필름프린터 정도는 아니었지만, 이미지스캐너도 상당히 고가였습니다. 추가하여, 컴퓨터의 CPU 능력도 낮아서 저장하는 데에 상당한 시간이 걸렸습니다. 그러나 인화지에 구운 컬러사진을 이미지스캐너로 디지털변환하고, 이것을 프레젠소프트웨어의 슬라이드에 저장하는 것이 가능해졌습니다. 이것으로 리얼한 슬라이드는 이론상 필요없게 되었습니다.

몇 년 동안에 슬라이드를 작성하기 위한 주변기기의 비용도 내려가고, 컴퓨터의 CPU도 점점 향상되었으며, 디지털카메라도 사용할 수 있게 되어, 누구라도 슬라이드작성을 간단히 할 수 있는 꿈같은 시대가 도래했습니다.

C 본격적인 컴퓨터·프레젠으로

그럭저럭 하는 동안에, 본격적인 컴퓨터·프레젠의 시대가 찾아왔습니다. 프레젠소프트웨어로 작성한 슬라이드를 프로젝터로 영사하는 형식이 순식간에 정착했습니다. 처음에는 슬라이드프로젝터의 성능이 좋지 않아서, 어둡고 콘트라스트도 낮아서, 컴퓨터·프레젠이 매우 보기 힘들었습니다. 몇 년 동안에 프로젝터의 성능도 향상되었고, 동시에 가격도 저렴해졌습니다. 바야흐로 프레젠은 컴퓨터로 Power Point를 사용하는 것이 상식이 되었습니다.

D 색을 지정한 백그라운드가 전성기

컴퓨터로 슬라이드를 작성하게 되고부터는 배경에 몰두하는 사람이 많아졌습니다. 그때까지는 슬라이드 배경은 파랑, 검정, 흰색밖에 없었습니다. 영어판 Power Point의 시대부터, 이미 각종 멋있는 슬라이드·백그라운드나 템플릿이 준비되어, 각자 자기가 원하는 것을 사용할 수 있게 되고, 색을 지정한 배경이 전성기가 되었습니다. 블루슬라이드의 역사가 긴 탓인지, 검정에서 파랑, 또는 파랑에서 검정 그라데이션의 배경에 흰 글자, 노란색 글자라는 패턴이 가장 많았던 것 같습니다. Power Point에서는 테마색을 선택하면 시인성이 좋은 색의 세트를 멋대로 정해주는 설정도 오래전부터 있었습니다.

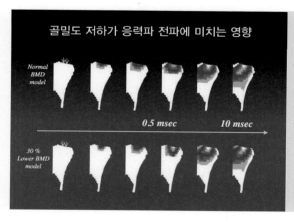

그림 2-2 검정에서 파랑으로의 그라데이션 배경

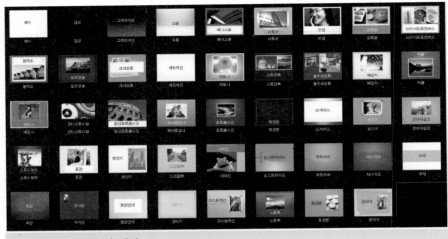

그림 2-3　Keynote의 테마

　현재, Power Point로 하든 Keynote로 하든, 점점 매력적인 배경이 템플릿에 갖추어져 있습니다. 이 진화는 여전히 계속되고 있습니다. 나도 예외가 아니어서, 여러 가지 배경을 사용하여 템플릿을 했습니다. 정형외과에서는 X선사진, CT영상, MRI영상 등을 발표에 사용할 기회가 많고, 진한 색 배경이 보기 쉬워서, 검정이나 진한 감색 배경을 사용하는 경우가 많았던 것 같습니다. 슬라이드의 타이틀 입력부분에는 컬러풀한 장식이 입혀지고, 나아가서는 새로운 슬라이드를 열면 유성이 움직이는 것 같은 것까지 있습니다. Power Point나 Keynote가 버전 업 될 때마다, '이번에는 어느 배경으로 할까?' 하고 여러 가지 시도해 본 적이 많았습니다. 현재, Keynote에는 표준 장비되어 있는 테마는 44가지나 됩니다. 또 여러 가지 세련되고 멋진 템플릿이 판매되고 있습니다.

E 교과서와 노트의 배경은?

　슬라이드 작성도 좋았고, 상당히 자신감도 있었습니다. 그 즈음에, 누군가 센다이(仙台)에서 부른 강연회였던 것 같습니다. 내 직전에 개업의 선생님이 강연을 했습니다. 그 선생님은 Power Point를 사용하여 발표했는데, 그 배경은 거의 흰색에 가까운 밝은 것이었습니다.

이 프레젠이 아주 보기가 쉬웠습니다. 정말 보기가 쉬웠습니다. 이것은 내 마음 속에서 상당히 충격적이었습니다. 이러한 감각을 "아하 체험"이라고 할까요? 프로 젝터의 성능이 향상되어, 컴퓨터프레젠도 처음에 비해 상당히 명도도 올라가서, 흰색이 돋보였습니다.

그래서 알게 되었습니다. 교과서와 노트입니다. 양쪽 모두, 학교에서 늘 사용하던 것입니다. 교과서에 한정하지 않고, 일반서적의 배경은 대개 흰색입니다. 노트에 는 옅은 색으로 괘선이 들어가 있지만, 배경은 흰색입니다. 문자는 연필이나 샤프 펜슬로 검정색이 기본이며, 때로 파랑이나 빨강을 사용하기도 합니다. 그래, 문자를 쓰는 배경은 '흰색'이 보기가 쉽습니다. 하지만 문자가 비칩니다. 이 강연회 다음부터 내 프레젠의 배경은 Keynote 템플릿 속의 밝은 색으로 바뀌었습니다.

F 스티브·잡스와 Apple사에서 배운다

프레젠소프트웨어에 부속된 템플릿에는 반드시 디자이너가 있습니다. Power Point로 하든 Keynote로 하든, 멋있는 디자인의 테마나 배경이 즐비해 있습니다. 그러나 이들 테마나 템플릿이 아무리 세련되어도, 결국 프레젠의 내용과는 상관없 는 장식에 불과한 것입니다. 즉, 아무리 세련된 아름다운 배경이라도 그것이 멋있 을수록, 프레젠에서는 잡음밖에 되지 않습니다.

돌아가신 Apple사의 전 CEO 스티브 잡스씨(Steve Jobs)가 Keynote를 사용하여 프레젠할 때의 슬라이드 배경을 아십니까? 지금이라도 인터넷에서 그가 프레젠하 고 있을 때의 사진을 볼 수가 있으니까 확인해 보십시오. 대개의 경우는 진한 듯한 단색 그라데이션이었습니다. 검정에서 같은 계열색의 조금 밝은 듯한 색의 그라데이션입니다. 결코, Keynote에 부속되어 있는 배경의 테마가 사용된 적이 없었습니다. 이유는 명백합니다. 잡음을 배제하여 Apple사 제품을 어필하고 싶었 기 때문입니다.

거기에 또 하나, 인터넷에서 Apple사의 웹 사이트를 보십시오. 배경이 흰색이지 요. 제품을 소개하는 페이지의 배경은 기본이 새하얗고, 사용하고 있는 문자는 대부분이 검정이나 진한 회색입니다. 배경도 문자 주위에도 장식이 없습니다. 그 러나 제품과 문자가 도드라지는 듯하여 보기가 매우 쉽습니다. 기본은 '흰색'과 '검정'입니다.

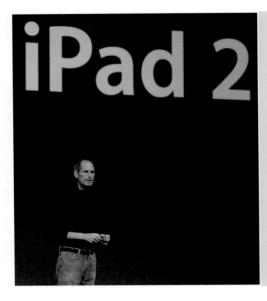

그림 2-4 스티브 잡스씨의 프레젠 풍경

(미국 Apple 잡스씨, iPad2를 발표=미국 샌프
란시스코. ⓒZUMA/amanaimages)

𝐺 '흰색'과 '검정'의 세계

그래서 나는 결론에 도달했습니다. 프레젠의 배경은 기본, '흰색'만으로 되지 않을까? 심플하고 잡음이 없으며, 대부분의 색이 어울리는 이점이 있습니다. 특히 문자 슬라이드에서는 새하얀 배경이 진한 문자와 콘트라스트가 높아져서 시인성이 좋습니다.

언제나 흰색 배경은 아닙니다. 정형외과에서는 X선사진이나 CT·MRI영상을 슬라이드에 표시하는 경우가 흔히 있습니다. 이 영상들의 배경은 검어서, 흰 배경과 영상의 검정의 경계가 너무 확실하여, 정말 강조하려는 부분의 효과를 떨어뜨리게 됩니다. 이 경우는 검정배경을 사용하여 영상 배경과 동화시켜서 후에 기술하는 흰색공간을 넓게 확보할 수 있습니다. "White space"라고 해도, 검정배경인 경우는 "검은 White space"가 되므로 틀림없이 문자가 중심인 슬라이드에서는 배경을 검정 그라데이션으로 장식하여, 발표에 액센트를 주기도 합니다.

이상에서, 내가 Keynote에서 사용하는 배경은 ① 검정, ② 검정 그라데이션, ③ 흰색의 3종류입니다. 모든 색을 빛나게 하기 위해서는 밝은 회색의 배경도 그다

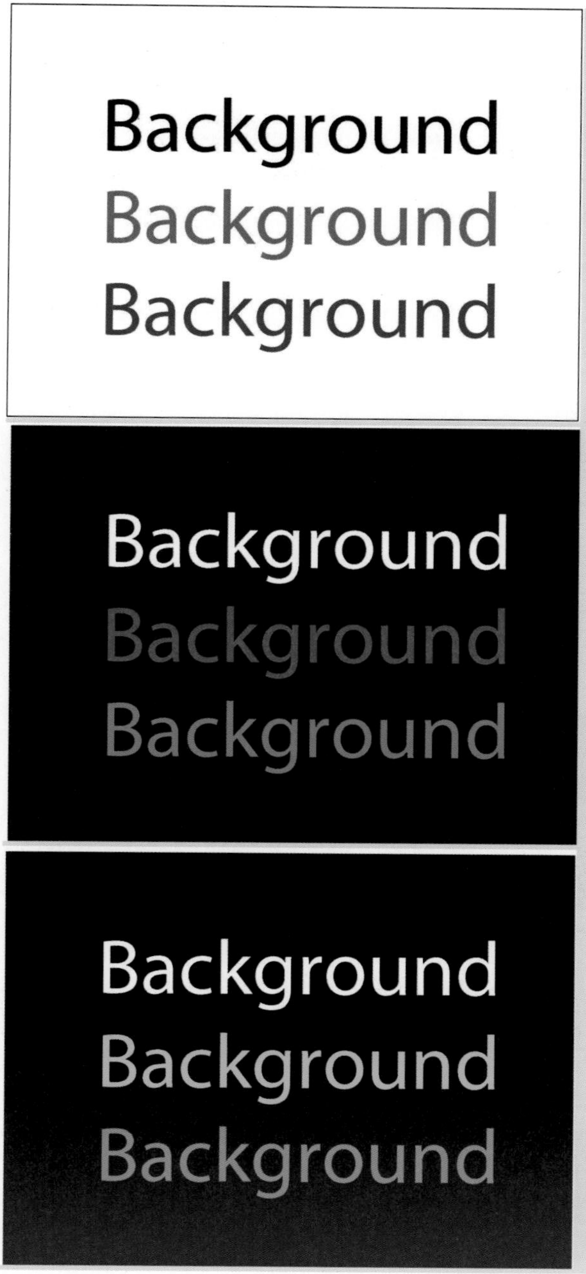

그림 2-5 심플한 백그라운드

지 나쁘지 않습니다.

그 중에서도 내가 제일 맘에 드는 것은 '새하얀색'입니다. 이 배경을 사용하기 시작했을 때는 너무 멋이 없어서 조금 장식을 하고 싶었던 적도 있습니다. 빈 배경에 영상을 넣거나, 슬라이드 타이틀 아래에 빨강이나 파랑색 횡선을 넣거나, 때로 타이틀을 둘러싼 색띠를 넣은 적도 있었습니다. 하지만 결국, 대부분의 경우, 쓸데 없는 장식이 되어 버리는 것 같습니다. 현재는 아무 장식도 넣지 않는 경우가 많아 졌습니다.

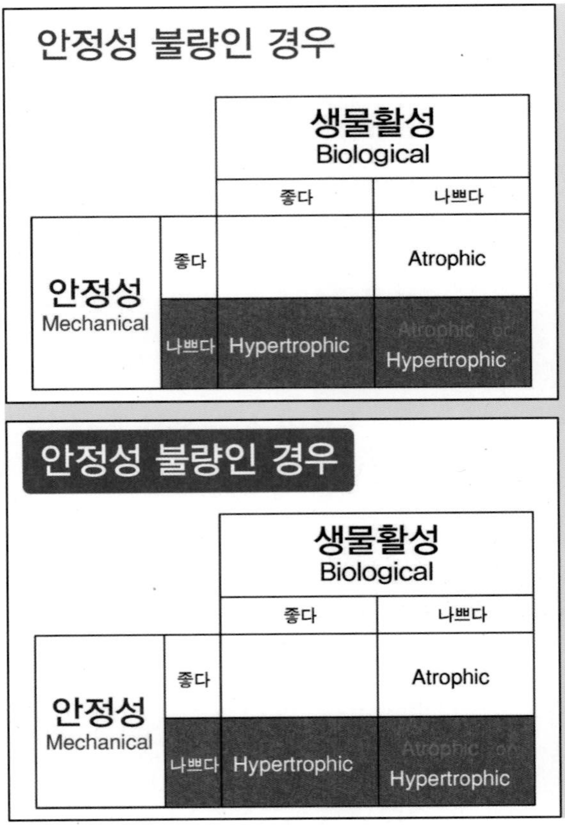

그림 2-6 흰색 배경의 슬라이드 타이틀색만을 파랗게 한 슬라이드 (위)와 박스로 장식한 슬라이드 (아래). 기호의 문제가 되겠지요?

H 너무 수수하다?

슬라이드의 배경에 관해서, 지금까지 자신의 기호를 써왔습니다. 앞에서 기술하였듯이 나는 새하얀 배경을 기꺼이 사용하고 있지만, '너무 수수하다면?'이라는 의견도 있으리라 생각합니다. 흰 배경으로 하든 검정 배경으로 하든, 수수합니다. 만일, 단조로운 문자·글로 조목별 슬라이드가 계속된다면, 흑백 배경은 상당히 수수하고 재미가 없겠지요. 단, 문자의 크기나 색으로 액센트를 준다면, 그다지 수수한 인상은 받지 않으리라 생각합니다.

그리고 심플한 흰색배경이나 검정배경의 단색을 사용하는 또 하나의 큰 이점은 White space의 문제입니다. 사진이나 일러스트를 슬라이드에 배치하는 경우에는 여백을 만듦으로써 시인성이 좋아집니다. 흰색으로 하든 검정색으로 하든, 배경에 아무 장식이 없으므로, White space를 만들기가 쉽다는 이점이 있습니다.

발표자의 기호도 있으니까, 절대로 이것이어야 한다는 것은 아니지만, 문자를 확실히 읽고 싶은 경우에는 슬라이드의 배경을 가능한 밝은 색을 선택할 것을 권합니다.

> **칼 럼 ③** 시설명의 로고
>
> 대학명, 시설명, 기업명 로고를 적게 넣는 경우가 있습니다. 표제슬라이드라면 이해가 가지만, 발표 내용의 슬라이드에도 대학명, 시설명, 기업명을 넣는 경우, 잡음밖에 되지 않습니다. 당신(발표자)이 ○○대학의 교수라고 모두 잘 알고 있다고! 프로그램에도 써 있거든. 특히 시설명 로고와 겹치듯이 그래프 등이 첨부되는 경우에는, "보기 힘들다"를 넘어서 "보기 싫은" 슬라이드가 되어 버립니다.
>
> 기업의 PR을 위한 프레젠이라면, 슬라이드에 로고를 넣는 효과가 그 나름대로 있을 수도 있습니다. 하지만, 일반적인 발표나 강연에서는 전혀 필요 없겠지요. 단, 시설에 따라서는 로고를 넣는 것을 강요하기도 한다고 합니다. 괴로운 일이지요.

A 보기 쉬운 문자의 설정

제1장에서 문자의 시인성에 관하여 기술하였는데, 남아 있던 숙제가 있습니다.
여기에서 다시 한번 문자의 시인성에 관해서 생각해 봅시다.

제1장에서는 문자의 크기와 폰트에 관해서 검토했습니다. 보기 쉬운 슬라이드
를 작성하기 위한 문자선택(p25)은, ① 문자의 크기와 서체, ② 문자간격과 줄 간격
설정, ③ 배경색에 대한 문자의 색, ④ 문자의 장식이 중요하다고 기술하였습니다.
그리고 ① 문자의 크기와 서체에 관해서는,

- 깜짝 놀랄 정도의 큰 문자
- 일본어라면 고딕체, 영문이라면 산세리프체

를 사용하는 것이 원칙이었습니다. 또 ② 문자간격과 줄 간격 설정에 관해서는,

- 문자간격: 프로포셔널·폰트를 사용
- 줄 간격 : 폰트사이즈의 0.5~0.7배로 설정

하는 것이 원칙이었습니다. ④ 문자의 장식에 관해서는, 제1장-2-E(p28)에 기술하였
습니다. 남아 있던 숙제는 ③ 문자의 색입니다.

B 색상, 명도, 채도

색상, 채도, 명도를 합하여 색의 3속성이라고 합니다. 색의 성질을 나타냅니다.
색상이란 색감의 변화나 종류를 나타낸 것입니다. 빨강, 노랑, 녹색, 파랑이라는
색의 차이를 말합니다. 명도란 색의 밝기의 정도를 나타냅니다. 명도가 높아지면
색이 밝아지고, 낮아지면 어두워집니다. 채도는 색의 선명함의 정도를 나타냅니다.
색의 밝기의 정도를 나타내는 명도와 색의 선명함을 나타내는 채도의 2가지가 교
차되어 만드는 색의 상태를 톤이라고 합니다. 색상이 다른 색이라도 명도와 채도가
같으면, '같은 톤의 색'이 됩니다.

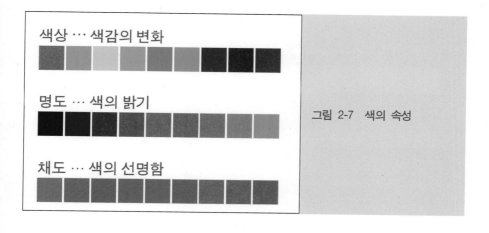

색상 ··· 색감의 변화

명도 ··· 색의 밝기

채도 ··· 색의 선명함

그림 2-7 색의 속성

컴퓨터의 디스플레이 상에서 정보나 이미지를 전달하는 경우에는 색광의 3원색인 RGB(R : 빨강, G : 녹색, B : 파랑)의 교합으로 색을 만듭니다. 여기에 등장하는 단위에 관해서 간단히 설명하면, 컴퓨터가 취급하는 정보의 최소단위를 '비트'(0과 1로 표현하고 있습니다), 화면에 색을 재현하기 위한 색정보의 최소단위를 '픽셀'이라고 합니다. 현재 디스플레이는 1픽셀의 데이터량이 24비트(2^{24})입니다. 이 중, R(빨강), G(녹색), B(파랑)에 각각 8비트(2^8=256)가 할당되어 있습니다. RGB의 각 색상에 256가지의 명도나 채도를 줄 수 있는 셈입니다. 가법혼색(加法混色)이라는 수법으로 색이 표시되고, 256^3(=2^{24})=16,777,216색을 표시하는 것이 가능하며, 이것을 풀컬러라고 합니다.

C 시인성을 높이는 색의 조합

배경색과 문자색의 조합으로, 문자가 확실히 보이거나, 보기 힘든 경우가 생깁니다. 문자의 시인성·가독성과 관련된 중요사항이라고 할 수 있습니다. 색을 정할 때는 다음 3가지, 문자와 배경의 명도관계, 진출색과 후퇴색, 유목성(誘目性)을 염두에 두는 것이 좋습니다.

문자의 시인성과 가장 관련된 것은 명도관계입니다. 밝은 배경에 어두운 문자, 또는 어두운 배경에 밝은 문자를 사용함으로써 문자가 눈에 띄어, 시인성이 좋아집니다.

검정을 배경으로 색을 나열하면, 파랑을 중심으로 하는 찬 계통의 색보다 빨강을

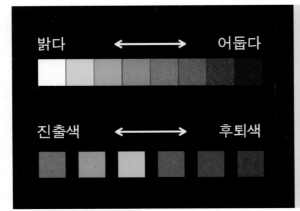

그림 2-8 문자의 시인성과 관련된 요소

중심으로 하는 따뜻한 계통의 색이 바로 앞에 있는 것처럼 느껴집니다. 빨강을 중심으로 하는 따뜻한 계통의 색은 진출색, 파랑을 중심으로 하는 찬 계통의 색은 후퇴색이 됩니다.

주목받기 쉬운 색을 유목성(誘目性)이 높은 색이라고 합니다. 무채색보다 유채색, 저채도보다 고채도, 찬 계통보다 따뜻한 계통의 색이 유목성이 더 높습니다. 채도가 높고, 따뜻한 계통인 빨강이 가장 유목성이 높은 색이므로, 슬라이드에서는 강조하는 부분(나중에 설명하는 액센트색)에 빨강색문자를 사용하는 경우가 많습니다.

슬라이드 속에서 특정한 요소를 강조할 때에는 '흰색'과 '검정색'은 빠질 수 없는 색입니다. 흑백은 색상과 채도의 성질이 없는 무채색으로, 많은 색을 조합시키는 것이 가능합니다.

까다로운 것을 그럴듯하게 써 왔지만, 슬라이드의 배경색을 심플한 흑백으로 하면, 대부분의 색을 대비있게 표시할 수 있습니다. 동시에, 시인성은 대체적으로 깨끗해집니다. 흰색배경에 밝은 색이나 노란색 문자, 검정색 배경에 어두운 색의 문자만 선택하지 않으면, 큰 문제는 없습니다.

복잡한 색으로 구성된 배경이나 사진 위에 문자를 배치하는 경우에는 문자 아래에 있는 바탕색이 흰색에 가까운지 검정색에 가까운지에 따라서 문자색을 선택하면 되겠지요. 그래도 문자를 읽기 힘든 경우에는 사진의 색채·명도·채도, sharpness를 변경하거나 문자 아래에 반투명색의 직사각형 플레이트를 넣는 방법도 있습니다(그림 2-10).

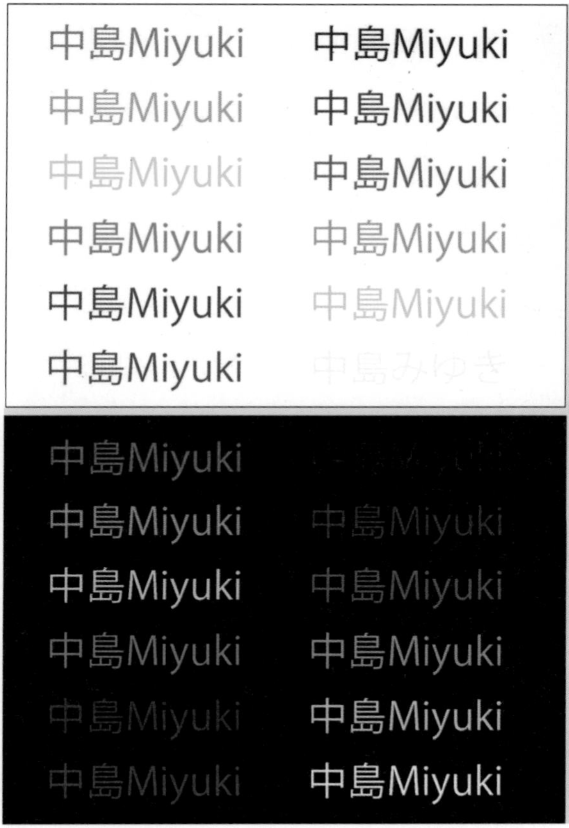

그림 2-9 시인성이 좋은 조합과
나쁜 조합
'흰색'과 '검정색'은 대부분의 색을
눈에 띄게 한다.

심플한 흑백을 배경으로 하는 경우, 문제가 되는 점은 대부분의 색을 사용할 수 있다는 폐해입니다. 어울리는 색이 많아서, 그만 많은 색을 사용하기 십상입니다. 너무 많은 색을 사용하면, 심플함이 없어져서 반대로 보기가 어려워집니다. 그런 슬라이드도 busy한 슬라이드에 속합니다.

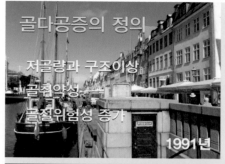
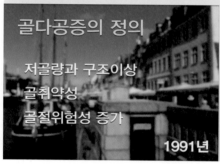
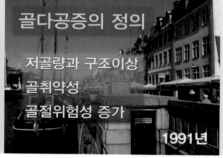

그림 2-10 사진에 문자를 겹치는 경우의 테크닉

왼쪽 위는 아무 처리를 하지 않은 사진에, 그대로 문자를 넣은 상태. 왼쪽 아래는 사진의 sharpness를 내린 것. 오른쪽 아래는 문자 아래에 반투명색의 플레이트를 넣은 것.

D 4가지 '색'을 결정한다

많은 색을 사용할 수 있는 폐해에 관해서 얘기했습니다만, 그럼 어떻게 색을 선택하면 좋을까요? 프레젠의 슬라이드에서는 배경색, 문자색, 메인색, 액센트색, 이 4가지를 결정하면 됩니다.

전체적인 통일감을 주는 테마컬러가 메인색으로, 타이틀이나 소표제 등에 사용합니다. 중요한 용어나 단어 등 강조하려는 부위에 사용하는 색이 액센트색입니다.

배경색은 원칙적으로 밝은 배경(흰색에 가깝다)이나 어두운 배경(검정색이나 진한 감색에 가깝다)으로 합니다. 밝은 노랑·오렌지·녹색·파랑은 선택하지 않는 편이 현명합니다.

문자색은 어두운 배경일 때는 밝은 색, 밝은 배경일 때는 어두운 색이 원칙입니다. 그 때문에, 통상 검정이나 흰색을 선택하게 됩니다. 새하얀 배경을 사용한 경우에는 문자색은 새까맣지 않은 편이 좋다는 사람도 있습니다. 흰색배경을 좋아하는 나도 문자색은 새까만색이 아니라, 검정에 가까운 회색을 사용하는 경우가 많습니

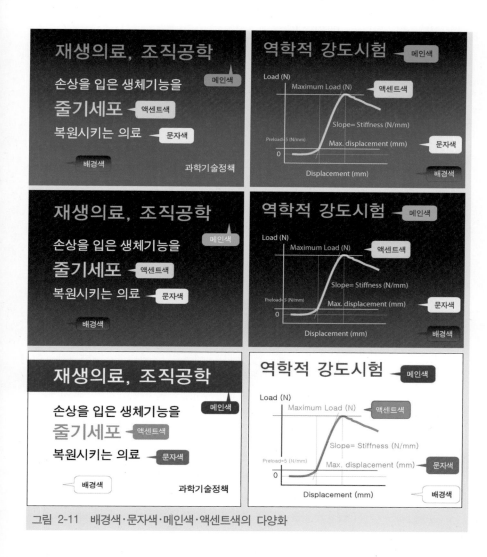

그림 2-11　배경색·문자색·메인색·액센트색의 다양화

다. 참고로, Apple사의 웹 사이트의 문자색은 회색이며, 진한 회색을 액센트색으로 사용하고 있습니다. 색의 농도가 절묘합니다.

　메인색은 배경에 어울리는 색이라면 좋아하는 색을 선택하면 되겠지요. 타이틀을 박스로 하는 경우에는 박스에 메인색을 사용하고, 문자는 여기에 어울리는 색으로 합니다.

액센트색으로는 명도가 높고, 진출색이며 유목성이 있는 색이 좋습니다. 이것은 빨강이나 오렌지색입니다. 검정과 노랑은 시인성이 가장 높은 색의 조합입니다. 도로표식에 이 2색이 사용되고 있는 것도 이 때문입니다. 따라서 검은 배경인 경우에는 빨강이나 오렌지색에 추가하여 노란색을 액센트색으로 사용할 수도 있습니다.

메인색이나 액센트색도 원색을 사용하면, 눈이 피로해지므로 삼가는 편이 좋습니다. 나도 원색은 그다지 사용하지 않고, 채도나 명도를 낮춘 색의 팔레트를 직접 만들어 사용하고 있습니다.

칼 럼 4 유니버설 디자인

웹에는 프레젠테이션에 도움이 되는 사이트가 많이 있습니다. 그 중에서도 특히 멋있는 것이 高橋佑磨씨(동북대학 국제고등연구교육기구학제과학 프론티어연구소)와 片山Natsu씨(일본여자대학 물질생물과학과), 2사람이 제작·편집하고 있는 '전달하는 디자인 : 연구발표의 유니버설 디자인'(http://tsutawarudesing.web.fc2.com/)[2014년 2월 현재]입니다. 풍부한 샘플과 적절한 해설이 아름다운 디자인으로 멋있게 배치되어 있습니다. 이 사이트 자체가 '전달하는 디자인'입니다.

참고로, 유니버설 디자인이란 '가능한 많은 사람이 이용 가능한 디자인으로 하는 것'이 기본컨셉이며, 미국 노스캐롤라이나주립대학의 로날드 메이스씨(Ronald Mace)가 제창한 개념입니다. 오늘날에는 '모든 사람에게 사용하기 쉽게 처음부터 의도해서 만들어진 제품·정보·환경의 디자인'을 가리킵니다. 유니버설 디자인에는 7가지 원칙이 있습니다만, 프레젠과 직접 관련된 것은 "Perceptible information(필요한 정보를 바로 이해할 수 있다"라는 원칙입니다.

또 가르 레이놀즈씨의 오피셜 사이트에는 '프레젠의 힌트'(http://www.garreynolds.com/preso-tips-jp/)[2014년 2월 현재]가 정리되어 있습니다. 한번 보시기를 권합니다.

3 슬라이드의 타이틀(표제)

A 슬라이드의 타이틀(표제)의 역할

대개 슬라이드에는 '표제'로 타이틀을 붙입니다. 하지만, 가능한 심플하게 데이터를 보이고자 하는 경우에는 슬라이드 타이틀을 붙이지 않는 선택사항도 있습니다.

Power Point로 하든 Keynote로 하든, 대부분의 슬라이드 마스터(템플릿)는 타이틀을 입력하게 되어 있습니다.

예를 들면, 다카하시 method의 설명 부분에서, 이 프레젠방법의 이점을 열거했습니다.

① 보기 쉽다
② 표현이 간결해진다
③ 발표하기 쉽다
④ 청중도 집중하기 쉽다

서적이라면, 이 조목별로 일부러 타이틀을 붙이지 않더라도, 전후의 설명을 다시 읽을 수 있어서 이해할 수가 있습니다. 밑줄 한 문장으로는 부족합니다.

그러나 발표 슬라이드에서는 밑줄 부분에 해당하는 내용을 발표자나 강연자가 구두로 설명하게 됩니다. 얘기를 확실히 듣고 있으면, 슬라이드에 표시되어 있는 조목별 항목이 무엇에 관한 것인지 모두 이해할 수 있을 것입니다. 따라서 조목별 타이틀은 본래 불필요한 것입니다.

그러나 발표에서는 서적처럼 다시 읽을 수가 없으므로, 슬라이드에 타이틀을 넣는 편이 청중이 이해하기가 쉽습니다. 왜냐하면, 우리들의 뇌는 꽤 무딘 부분이 있기 때문입니다. 이런 실험이 있습니다. 뇌과학자인 池谷祐二 교수(도쿄대학대학원준 교수)의 "단순한 뇌, 복잡한 '나'(강담사)"에서의 인용입니다.

여러분, 관공서나 호텔, 도서관 카운터에서 서류를 적은 적이 있지요. 그 장면을 이용한 실험입니다.

접수처를 찾아온 여러분은 '이 서류에 성명이나 주소를 기입하십시오'라고 지시를 받은 후 기입합니다. 적을 때는 카운터나 책상에 얼굴을 대고 기입하지요. 그래서 실험을 했습니다. 여러분이 기입하고 있는 동안에 접수담당자를 교체하는 것입니다. 눈치채지 못하도록 살짝 다른 사람으로 교체합니다.

다 쓰고 난 여러분은 얼굴을 들고, 용지를 접수담당자에게 건넵니다. 하지만, 그 때에 사람이 교체되어 있는 것을, 여러분은 눈치 챘겠지요? 의외로 눈치채지 못했다고요. 눈치 챌 확률은 10~20%, 놀랄 정도로 눈치채지 못하지요. 예를 들어 마른 사람에서 뚱뚱한 사람으로 바뀌어도, 또 여성에서 남성으로 바뀌었다 해도 눈치채지 못합니다. 그 정도로 강력한 현상입니다.

이 뇌의 성질을 '변화맹(變化盲)'이라고 합니다. 문자 그대로 '변화를 눈치채지 못한다'는 의미입니다.

(池谷祐二 『단순한 뇌, 복잡한 '나' : 또는 자신을 이용하면서 진화한 뇌를 둘러싼 4가지 의의』 강담사, 2013, p54-55에서 인용)

같은 실험이 다수 시행되었는데, 결과는 마찬가지입니다. 이것은 사람이 변화를 의외로 눈치채지 못한다는 얘기인데, 마찬가지로 청중은 의외로 조금 전에 설명한 것도 잊어버릴 수가 있습니다. 지금 나타내고 있는 슬라이드가 무슨 설명인지, 바로 생각나게 하는 타이틀을 넣는 것은 바로 잊어버리는 뇌에 대한 예방책이 되는 셈이지요.

B 슬라이드에 타이틀이 필요한가?

발표자의 입장에서도 무엇에 관해서 쓰여진 것인지를 타이틀로 넣어 두는 편이 안심이 됩니다. 특히 조목별 슬라이드에서는 표제로서 타이틀이 붙어 있지 않으면 디자인적으로도 보기가 좋지 않습니다.

프레젠소프트웨어의 설정을 특별히 변경하지 않는 한, 신규슬라이드를 선택하면 타이틀이 들어간 템플릿이 나오므로, 대부분의 사람들이 뭔가 타이틀을 넣으려고 합니다. 나도 오랫동안, 아무 의심 없이 대부분의 슬라이드에 타이틀을 넣었습니다.

심플 프레젠을 목표로, 슬라이드 속의 불필요한 정보를 점차 잘라버리고 shape

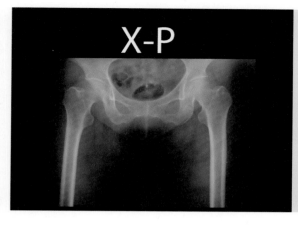

그림 2-12 절대 불필요한 슬라
이드 타이틀 (표제)
아마추어라도 알겠지요.

up하던 때에, 문득 깨달았습니다. '슬라이드의 타이틀은 있으나 없으나 한 것이
아닐까?'라고.

경우에 따라서는 타이틀이 없는 편이 나은 경우도 있습니다. 그림 2-12는 절대
불필요한 타이틀의 예입니다. 일본인 의사는 X선사진을 "X-P"라고 생략하는 경우
가 흔히 있습니다. "X"는 X-ray(뢴트겐선, X선)의 약어입니다. "P"는 여러 설이 있어
서, photograph(또는 photogram, 사진)나, plain(단순촬영)이라는 것이 유력합니다.
아마 일본인만 사용하는 jargon(업계용어)가 아닌가 생각합니다. 내가 아직 젊은
시절, 어느 선생님이 슬라이드에 X선사진을 첨부하고, 그 타이틀에 'X-P'라고 쓴
적이 있었습니다. 아마추어가 보더라도 X선사진이라고 알 수 있는 슬라이드의 타
이틀에 X-P라니요.

당시 주임교수였던 榊田喜三郎 교수(교토부립 의과대학 명예교수)가 학회의
연습회에서 이 발표를 보시고, '그런 거 적지 않아도 알 수 있잖아'라고 꾸짖었던
것을 기억합니다.

X선사진이 언제 촬영된 것인지, 처음 수진한 날인지, 수술전인지, 또는 수술후인
지라는 정보를 타이틀에 적는다면 의미가 있습니다. Before, After에서 사진이 나열
되어 있는 경우에는 사진에 관한 설명으로 이 정보를 기재할 필요가 있지만, 타이
틀에 넣을 필요는 없습니다.

나도 아직까지 옛날 버릇으로 불필요한 타이틀을 넣는 경우가 있습니다. 슬라이
드 타이틀을 넣어도, 보기 쉬운 레이아웃이면 문제가 없지만, 메인 그래프나 사진
에 방해가 된다면, 깨끗이 배제하려고 노력하고 있습니다.

특히 불필요한 타이틀은 앞에서 기술한 X선사진 등의 영상이 중심 슬라이드입니다. 심플·프레젠에서는 불필요한 슬라이드 타이틀은 조정의 첫 후보가 됩니다.

C 타이틀을 넣은 않는 것의 효용

슬라이드에 타이틀을 넣지 않는 것에는 큰 효용이 있습니다. 사용하는 공간이 넓어지는 것입니다. 슬라이드의 타이틀과 중심에 들어가는 문자·일러스트·사진 사이가 좁아지면, 슬라이드 그 자체가 보기 어려워집니다. 그 때문에 타이틀과 일러스트·사진 사이에 약간의 여백(white space)이 필요한 것입니다. 타이틀과 이 white space는 표현의 장인 슬라이드상에서 의외로 큰 면적을 차지합니다. 타이틀이 없으면, 보이고 싶은 데이터 등을 더 크게 표시할 수 있습니다. 불필요한 타이틀은 백해무익한 법입니다.

반복하지만, 불필요한 타이틀은 써서는 안됩니다. 다시 한번, 스티브 잡스씨의 프레젠을 보십시오. 타이틀 따위는 들어 있지 않습니다. 슬라이드 작성시에는 슬라이드 타이틀이 과연 필요한지 항상 자문하는 버릇을 들이면, 불필요한 타이틀을 넣지 않게 됩니다.

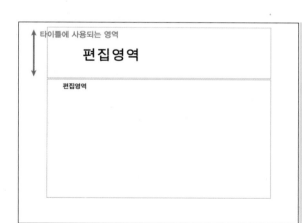

그림 2-13 슬라이드의 표제에 화면을 빼앗긴다
타이틀과 그 white space는 대개 슬라이드의 20~30%를 차지하고 있다.

4 일러스트와 사진

가르 레이놀즈씨의 『심플 프레젠』에서는 문자를 가능한 줄이고 인상적인 사진을 사용하여, 청중의 감정에 호소하는 프레젠이 좋다고 기술되어 있습니다.

연구발표에서 사용하는 사진은 크게 2가지로 나뉩니다. 하나는 데이터로서의 사진, 또 하나는 데이터가 아니라, 청중의 감정에 호소하는 인상적인 사진입니다.

X선사진, CT나 MRI영상, 내시경이나 관절경을 비롯한 영상사진, 환자의 신체소견을 나타내는 사진 등이 전자의 대표입니다. 술중사진이나 수기의 사진도 여기에 포함되겠지요.

후자는 삽화와 같은 것, 예를 들면 그림 2-14처럼, 연령차가 있는 대상을 비교하는 연구에서, 젊은 사람과 노인의 사진을 나란히 붙이는 경우입니다. 사진이나 일러스트를 슬라이드에 배치할 때에는 항상 white space를 의식하는 것이 중요합니다. 또 사진의 얼라인먼트도 중요한 요소입니다.

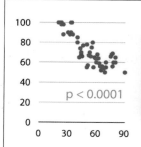

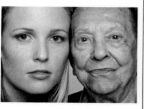

p < 0.0001

고령은 성적불량인자이다.

그림 2-14 감정에 호소하는 인상적인 사진
사진은 『Fotosearch®』에서 구입.

(ⓒFotosearch.com)

A White space를 의식한다

White space에 관해서는 본장의 서두에서도 조금 기술하였습니다. white space란 아무 것도 그리지 않은 여백부분입니다. 실제로, '흰'색인지는 문제가 안됩니다. white space는 문자간격이나 줄 간격, 타이틀과 영상 사이의 space, 단어와 단어 사이의 space라는 Micro white space와 구도에서 주요요소끼리의 공간인 Macro white space 로 나뉩니다.

Micro white space에 관해서는 실은 이미 기술하였습니다. 제1장-2-D(p26)의 '프로포셔널 폰트를 사용하여, 줄 간격은 폰트사이즈의 0.5~0.7배(줄 넘김이라면 1.5~1.7배) 정도로 설정해 두면, 읽기가 쉽습니다'. 이와 같은 문자간격이나 줄 간격에 따라서 읽기 쉬운 것은 우리들이 의도하여 만든 것이 아니라, 구도상 이것을 지키지 않으면 읽기 어렵기 때문에 생기는 white space입니다. 이와 같은 white space를 Passive white space라고 합니다. 한편, 서적이나 웹 사이트에서는 아름답게 보이기 위해서, 더 가늘게 Micro white space를 설정합니다. 이곳이 디자이너의 솜씨를 발휘할 부분입니다. 그와 같은 의도로 만드는 white space를 Active white space라고 합니다. 조목별 나열이나 문장 슬라이드로, 줄 간격을 부분적으로 바꾸거나, 일부 문자만 크기나 폰트를 변경하여, 효과적인 white space를 만드는 경우입니다.

이와 같은 Micro white space에 반해서, 사진이나 일러스트, 문자라는 큰 요소 사이에 배치된 비교적 큰 white space를 Macro white space라고 합니다. white space는 아무 것도 그려져 있지 않지만, 이것은 일본의 예술이나 문화의 특징 중의 하나인 '사이'와 같은 의미를 가집니다. '사이'는 공간적 또는 시간적 간극이지만, 아무 것도 없는 상태가 아니라, 그 곳에 여운이나 여정을 자아내는 표현양식입니다.

웹 사이트의 디자인에서도 사진과 텍스트의 '사이', 또는 사진과 사진 '사이'에 Macro white space를 많이 두면, 우아하고 세련된 이미지를 줍니다. Apple사의 웹 사이트는 Macro white space가 많이 차지하고 있어서 세련된 이미지를 줍니다. 이전의 Microsoft사의 웹 사이트는 '사이'가 없어서 상당히 보기가 어려웠는데, 최근에는 대부분 Apple사의 웹 사이트와 마찬가지로 white space를 살리게 되었습니다.

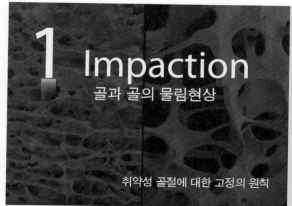

1 Impaction
골과 골의 물림현상

취약성 골절에 대한 고정의 원칙

그림 2-15 Micro white space와 Macro white space

'1 Impaction'과 '골과 골의 물림현상'의 줄 간격이 "Micro white space", 위의 2문장과 아래의 1문장 사이에 있는 넓은 space가 "Macro white space"가 된다.

멋있게 사진이나 일러스트를 배치한 슬라이드를 만들려면, 어떻게 배치해야 하는지로 우리들은 고민하게 됩니다. 간단히 볼만한 구도로 하려면, 슬라이드 화면을 가로세로 2×2, 2×3, 3×2, 3×3의 구획으로 분할하여, 사진이나 슬라이드를 배치하면 됩니다. Keynote에서 마스터그리드라인을 설정해 두면, 사진이나 일러스트를 간단히 딱 맞는 위치에 맞춰주므로 편리합니다. 가르 레이놀즈씨는 『그리드와 3분할법』을 소개했습니다. 슬라이드화면을 가로세로 3등분으로 나누고, 텍스트는 그 선분 위에 배치합니다. 그리고 영상의 위치는 가로세로의 교점에 맞춥니다. 전체를 이 형태로 통일시키는 것만으로, 여백을 전략적으로 사용할 수 있다는 것입니다.

앞에서 기술하였지만, white space는 단지 '흰색'으로 한정된 것이 아닙니다. 배치하는 영상에 따라서 검정색 배경을 사용하면, 영상의 배경을 검은 white space로 이용할 수 있습니다. 이 수법으로 white space를 확보하게 되면 보기가 쉬워져서, 청중은 배치된 영상에 집중할 수 있게 됩니다.

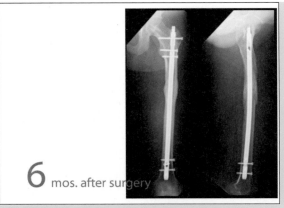

그림 2-16 검정 배경으로 하여 검은 white space를 만드는 방법 대퇴골을 정면과 측면에서 촬영한 X선사진의 슬라이드. 상하 슬라이드에서 사진과 문자는 같은 배치이다. 흰색 배경이면 사진은 보기 쉽지만, 배경과의 대조가 좀 너무 강하다. 검정배경으로 함으로써 검은 white space가 살아나서, 사진 그 자체에 눈이 향하는 것을 알 수 있다.

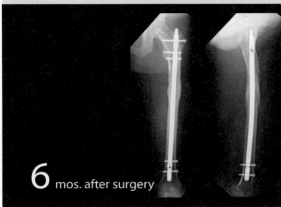

B 일러스트나 사진의 크기

강연에서는 사진을 잘 배치하여 white space를 확보함으로써 인상적인 프레젠테이션을 하면 됩니다. 한편, 연구성과의 발표에서는 사진 그 자체가 주역이 되는 경우가 많습니다. 영상소견이나 임상소견을 나타내는 사진, 그래프, 표, 수술, 실험의 일러스트 등도 마찬가지입니다. 이 개체들은 연구발표의 주역으로, 그 크기의 확보가 white space의 확보보다 우선시되어야 합니다.

가능한 크게 표시하는 것이 중요합니다. 개체를 크게 표시할 큰 space를 확보하면서, 보기 쉽게 하기 위해서 white space를 만들려면 다음의 테크닉이 유용합니다.

- 타이틀의 위치를 상하좌우로 어긋나게 한다
- 타이틀의 문자를 작게 한다
- 타이틀을 넣지 않는다

이와 같은 테크닉을 이용하면, white space를 크게 확보하는 것과 개체를 크게 표시하는 것, 두 가지가 이루어지는 셈인데, 만일 어느 한쪽을 선택해야 한다면 주역인 개체를 크게 표시하는 것이 우선시 되어야 합니다. 단, 배치하는 사진이나 일러스트의 복잡함에 따라서 달라지기도 합니다. 예를 들어, 이해하기 쉬운 단순한 그래프라면, 극단적으로 크게 표시할 필요가 없으므로, white space의 확보를 우선하는 편이 보기가 좋습니다.

C 사진의 얼라인먼트 : 축척과 배치

기초연구나 임상연구에서 1개의 슬라이드에 복수의 영상을 배치하는 수가 있습니다. 원칙적으로 이 영상들은 크기를 맞추어 정렬해야 합니다. 일부러 영상끼리 어긋나게 하여 뭔가 효과를 노리는 경우는 별개이지만, 영상끼리 위치가 어긋나 있으면 슬라이드를 보기가 힘들어집니다. 프레젠소프트웨어의 정렬기능을 사용하여, 영상의 배치를 정리합니다.

정형외과의 발표에서는 X선사진을 배치하는 경우가 많은데, 동일부위를 촬영한 사진이라면 가능한 축척을 통일합니다. 보이는 사진의 범위도 가능한 통일합니다. Power Point라면 트리밍기능, Keynote라면 마스크기능을 사용하여, 필요한 부분만을 표시하면 됩니다. 또 해부학적으로 같은 부위는 가능한 정렬시킵니다. 예를 들면, 다른 시기에 촬영한 슬관절의 정면상의 X선사진을 나열하는 경우에는 같은 축척으로 할 뿐 아니라, 슬관절의 관절선(joint line) 일치하도록 나열합니다(그림 2-17). 정면상과 측면상을 같은 슬라이드에서 나열할 때도 관절선의 위치를 기준으로 하면, 깨끗하게 X선사진을 볼 수가 있습니다. 그림 2-16에서는 정면상과 측면상에서 골수강내 금속정의 길이가 일치하도록 사진을 배치하였습니다.

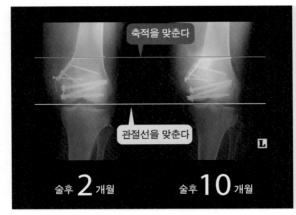

그림 2-17 동일부위의 사진을 정렬할 때는 해부학적 시점에서 배치한다

다른 시기에 촬영한 슬관절의 정면상의 X선사진. 축척을 맞춰서, 비교하는 해부학적 부위가 병행하도록 배치하였다.

D 사진의 주석

사진에 주석을 넣는 경우가 있습니다. 말풍선을 넣거나, 선으로 표시하는 경우는 문제가 없습니다. 단, 사진 위에 겹쳐서 주석을 넣는 경우에는 테크닉이 필요합니다.

그림 2-10(p56)에서도 설명한 테크닉이지만, 문자 아래에 반투명색의 플레이트를 넣는 방법이 있습니다. 플레이트의 제작법은 우선 프레젠소프트웨어의 묘화기능에 있는 '사각'으로 직사각형을 그립니다. 여기에 겹치는 사진색과 동화하는 색을 넣고, 그 색의 불투명도를 낮춥니다. 이렇게 만든 플레이트에 문자를 배치하면 됩니다. 문자의 색은 눈에 띄는 명암이 확실한 색을 사용하면 보기 쉽겠지요.

그래도 보기 어려운 경우나 사진은 그대로 보이고 싶은 경우가 있습니다. 이때는 사진을 바탕으로 일러스트를 그린 후 진짜사진과 일러스트를 정렬하여, 일러스트에만 주석을 넣는 테크닉도 있습니다. 일러스트를 그리는 것이 귀찮은 경우에는 같은 사진을 2장 정렬하고, 한쪽에 설명을 넣으면 됩니다(그림 2-18).

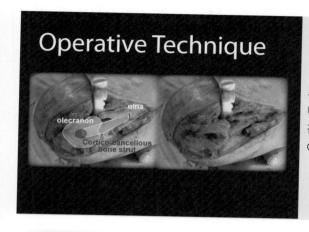

그림 2-18 이런 방법도 있습니다
같은 사진을 정렬하고, 왼쪽 사진에만 주석을 넣었다.

칼 럼 5 DICOM영상의 열람

전자의무기록의 보급과 더불어, 영상도 디지털화되었습니다. 의료용 영상의 포맷으로는 대부분의 병원에서 DICOM(Digital Imaging and Communication in Medicine) 데이터를 이용할 수 있게 되었습니다. 시간이 없는 경우에는 전자의무기록의 화면을 디지털카메라로 직접 촬영한 jpeg 파일을 발표에 사용하는 경우도 있습니다. 디지털영상을 디스플레이에 비추어 그것을 디지털카메라로 촬영하는 방법은 상당히 어리석습니다. 모처럼 디지털데이터이므로 그대로 사용하려는 것입니다. 대개 의료시설에서는 연구용으로 신청하면 본래의 영상데이터를 CD나 DVD에 구워 주려고 합니다. 본원에서는 환자의 개인정보를 모두 삭제한 상태에서 DICOM 데이터를 CD나 DVD에 구워 줍니다.

하지만, DICOM영상을 보기 위해서는 viewer가 필요합니다. 상업용 DICOM viewer는 고기능이지만, 고가입니다. Windows용 프리소프트웨어의 DICOM viewer에는 그다지 좋은 것이 없습니다. 그에 비해서 Mac용 DICOM viewer인 Osirix는 영상의 독영을 특별히 취급하는 viewer입니다. 오픈소스(설계도가 되는 소스코드를 무료로 공개하는 것) 아래의 프리소프트웨어이므로, 유상 서포트플랜을 이용하지 않으면 무료로 이용할 수 있습니다. 기능도 상업용 하이엔드 DICOM viewer에 손색없는 고기능입니다.

표시한 영상을 간단히 jpeg 포맷으로 변환할 수도 있으므로, 영상을 잘 사용하는 사람은 이 소프트웨어를 사용하기 위해서만 Mac을 사도 좋다고 생각할 정도입니다.

E 시각에 호소하는 인상적인 사진

사진과 문자가 배치된 슬라이드를 보이면서 발표하는 경우, 우리들은 적어도 '사진', '문자', '말'이라는 3가지 정보를 처리해야 합니다. '사진'과 '문자'는 시각정보로, '말'은 청각정보로 처리합니다. 가르 레이놀즈씨는 『심플 프레젠』 중에서 '텍스트의 양은 최소한도로 억제하고, 효과적인 비주얼을 사용하는 방법'을 권장하고 있습니다. 또 '슬라이드에 비주얼과 텍스트가 많으면, 뇌내에서 비주얼과 텍스트의 정보를 처리하는 장소가 다르므로, 뇌가 혼란스럽다'라고도 기술하였습니다.

나는 뇌기능의 전문가가 아니라 상상에 불과하지만, 짧은 문자로 이루어지는 '단어'와 단어가 연결된 '문장'을 보는 것이라면, 같은 시각정보라도 뇌가 작용하는 장소가 다르지 않을까 생각합니다. 단어뿐인 경우는 그림을 보는 듯한 감각으로 인식할 수 있는 데에 반해서, 문장의 경우는 그것을 읽는 것이 필요하리라 생각합니다. 그 때문에 문자정보가 어느 일정한 길이가 된 순간에, 사진이나 그래프 등의 비주얼 사이에서 혼란을 일으키는 것일 수도 있습니다.

또 『심플 프레젠』에서는 '비주얼과 스피치를 싱크로나이즈(synchronize : 동기)시키는 것'이 가장 효과적이며, 이것이야말로 '청중의 마음에 호소하는 최강의' 프레젠이 된다고 지적했습니다. 반대로, 복잡한 슬라이드밖에 없다면, 스피치뿐인 쪽이 나은 경우가 있다고도 기술했습니다.

프롤로그에도 등장했지만, TED(Technology Entertainment Design) 컨퍼런스라는 것이 있습니다. 미국 캘리포니아주 롱비치에서 연1회 개최되는 대규모의 세계적인 강연회입니다. 학술·엔터테인먼트·디자인 등 여러 분야의 사람들이 프레젠테이션을 합니다.

TED 컨퍼런스에서는 정보량을 최대한 쥐어짜서, 인상적인 사진과 짧은 프레이즈에 의한 슬라이드를 사용한 프레젠이 주류입니다. 이 컨퍼런스의 프레젠은 무료로 인터넷 전송도 되어서, 누구라도 볼 수가 있습니다. 여기에서 배운 것을 학회나 연구회에서 자신의 오리지널 연구발표에도 응용하는 것이 가능합니다. 예를 들어, 인상적인 사진을 사용하여, 자신이 전하고자 하는 내용을 청중에게 싫증나지 않게 전달할 수 있습니다. 또 메시지성을 강조함으로써, 우리들의 발표를 청중이 잊지 않게 하려는 효과도 있습니다.

나는 프롤로그에서 말한 학회에서 치료실패율을 표시하는 슬라이드(그림 1-10, p29)에 쓰레기통에 둥글게 말은 종이를 던져 넣으며 실패하는 사진을 사용했습니다(gettyimages®에서 구입). 평판이 좋았던 것 같습니다. 프레젠에 딱 맞는 사진을 찾는 것은 상당히 어렵지만, 최근에는 무료로 사용할 수 있는 로열티 프리의 영상·사진소재를 취급하는 사이트가 여러 가지 있습니다. 예를 들면, 다음과 같은 사이트입니다.

- 사진소재   아시나리(足成) (http://www.ashinari.com/)
- model. foto (http://model.foto.ne.jp/)
- modelpiece (http://www.modelpiece.com/)
- PAKUTASO (http://www.pakutaso.com/)
- busitry-photo (http://www.busitry-photo.info/)
- pixabay (http://pixabay.com/)
- 상업용 무료 사진검색 (http://www.nairegift.com/freephoto/)
- 2000픽셀이상의 프리사진소재집 (http://sozai-free.com/)

(2014년 2월 현재)

경우에 따라서는 직접 촬영하거나, 사진이 능숙한 친구에게 촬영하게도 합니다. 꼭 사용하고 싶은 사진인 경우는 사진판매사이트에서 구입하고 있습니다. 사진구매사이트로는 iStock®photo, Fotolia, PIXTA 등이 유명하며 평가도 높은 것 같습니다. 가격도 높지만….

유료·무료를 불문하고, 이와 같은 청중의 감정에 호소하는 일상적인 사진을 사용함으로써, 발표에 액센트를 줄 수가 있습니다. 단, 연구발표의 장에서는 오리지널 연구성과를 정확하게 전달하는 것이 가장 중요하다는 점을 결코 잊어서는 안됩니다. 능숙한 프레젠으로 내용 부족을 얼버무리려는 것은 본말이 전도되었다고 할 수 있습니다.

또 가르 레이놀즈씨의 『심플 프레젠』을 읽고, 무엇이든지 모두 사진으로 하면 된다고 착각하는 사람도 있습니다. 학회나 연구회의 발표에서는 데이터가 아닌 사진을 어설프게 사용하면 역효과가 나는 경우가 있으므로 요주의입니다.

일전에, 대학에서 학회발표의 예행연습이 있었습니다. 그 중 하나의 연제는 드문 골절의 2례 보고였습니다. 발표 슬라이드 중에, 손을 짚으며 넘어진 축구선수의 사진과 허들을 넘다가 자빠진 육상선수의 사진이 나왔습니다. 도대체 무슨 사진인가 생각하고 있자니, 환자의 한 사람은 축구시합 중의 부상, 또 한 사람은 육상

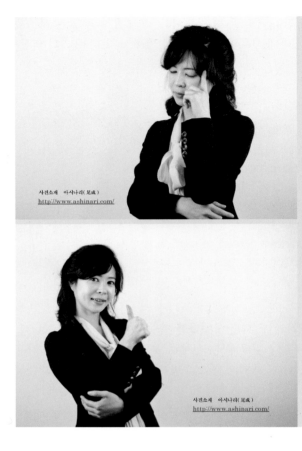

사진소재 아시나리(足成)
http://www.ashinari.com/

사진소재 아시나리(足成)
http://www.ashinari.com/

그림 2-19 무료로 사용하는 로열티 프리의 사진소재를 이용하기도

인물사진을 사용하는 경우는 초상권 사용허락 (모델 릴리스) 취득의 유무를 확인해야 한다 (사진은 『사진소재 아시나리(足成)』에서 입수).

연습 중의 부상이었던 것입니다. 물론 사진은 환자 본인이 아니며, 각 사진에는 '이 사진은 이미지입니다'라는 문자까지 들어 있었습니다. 멋지게 하려 했던 것인데, 너무 지나쳤던 것입니다. 무엇을 의미하는 사진인지, 바로 알 수 없는 순간, 실패입니다. '단순히 축구를 하다가 부상당했다'고 말하는 편이 훨씬 이해하기 쉽지요.

　단순한 메시지를 복잡하게 전달한 실패의 예입니다. 이 발표는 다시 하게 되었고, 수정 후에는 매우 이해하기 쉬운 발표가 되었습니다. 참고로 축구선수와 육상선수의 사진은 그대로, 각각 부상자의 성별과 연령을 표시하였고, '이 사진은 이미지입니다'는 삭제되었습니다. 이 정도라면 훨씬 잘 이해가 됩니다. 발표된 이 골절은 축구나 육상에서 특이한 것이 아니므로, 지금까지의 각색이 필요한지는 찬반이 나뉠 수도 있습니다. 단, 청중을 질리게 하지 않는다는 의미에서는 성공했다고 생각합니다.

칼 럼 6 준비해 두어야 할 소프트웨어

연구성과를 발표하기까지는 여러 가지 소프트웨어를 활용하게 됩니다. Mac 을 사용하고 있는 사람은 Keynote를 사용하는 경우가 많지만, 프레젠소프트웨어로는 Power Point가 업계표준이 되어 있습니다. 여기에 추가하여, 갖춰 두어야 하는 소프트웨어가 있습니다.

영상편집소프트웨어는 크게 draw계 소프트웨어와 paint계 소프트웨어로 나누어집니다. 특징은 전자는 계산식으로 원이나 직선을 간단히 그릴 수가 있고, 후자는 픽셀단위로 색의 편집 등을 할 수 있습니다. 일러스트를 직접 작성하기 위해서는 draw계 소프트웨어를 가지고 있으면 매우 편리합니다. Adobe Illustrator, Canvas, CorelDRAW 등이 여기에 해당됩니다. 사진 등의 영상을 편집하기 위해서는 paint계 소프트웨어도 갖춰 두어야 합니다. Adobe Photoshop, Adobe Photoshop Elements, Corel Paint Shop Pro 등입니다. Adobe Photoshop Elements는 Adobe Photoshop의 염가판이지만, 연구발표에서 사용하는 범위라면 이것으로 특히 큰 문제는 없습니다. 칼럼⑤ (p69)에도 기술하였지만, DICOM영상을 열람하기 위해서는 전용 viewer가 필요하지만, Windows용 프리소프트웨어는 기능이 떨어집니다. Mac을 사용하는 경우는 무료인 OsiriX를 도입하십시오.

또 연구발표에서는 데이터를 통계 해석해야 합니다. 추천하는 소프트웨어는 JMP와 SPSS Statistics입니다. 어느 것이나 고기능으로 고가격이지만, 필요한 소프트웨어입니다. 이 통계소프트웨어는 대학단위로 구입할 수 있으며, 시설내라면 무료로 사용할 수 있을 수도 있으니까, 한번 확인해 보십시오.

A 애니메이션효과의 잦은 사용은 품위가 없다

사용하는 소프트웨어에 따라 다르지만, 1장의 슬라이드 내에 문자나 도표가 조금씩 나타나거나 사라지게 하는 애니메이션효과를 설정할 수 있습니다. Power Point에서는 각종 주제에 애니메이션효과를 주는 경우, 개시, 강조, 종료, 궤적의 4가지를 지정할 수 있습니다.

'개시'는 표시되어 있지 않은 개체를 보이게 하는 방법, '강조'는 표시되어 있는 개체의 표시에 변화를 주어 강조하는 방법, '종료'는 표시되어 있는 개체를 보이지 않게 하는 방법, '궤적'은 표시되어 있는 개체를 슬라이드상에서 움직이게 하는 방법입니다.

이 개체들을 좋아하는 효과로 지정할 수 있습니다. Keynote에서 애니메이션효과는 '인스펙터' 윈도우의 '비르도'로 설정합니다. '비르도'에는 인, 아웃, 액션의 3가지가 있습니다. Power Point에서 말하자면 '인'이 '개시'에, '아웃'이 '종료'에, '액션'이 '궤적'에 거의 대응합니다.

'A라는 사실에서 B가 유도되고, 그 결과 C가 됩니다'라는 인과법칙을 동작을 넣어서 설명하거나 조목별 항목을 조금씩 순서대로 등장시키는 사용법도 가능합니다. 최근에는 문자나 그림이 도중에 이동하거나 확대 축소, 빙글빙글 도는 액션효과도 가능합니다. 설명에 따라서 점차 문자나 일러스트가 나오거나 사라지고, 알기 쉽게 슬라이드에 액센트를 줄 수 있으므로, 애니메이션기능을 능숙하게 사용하면 매우 효과적입니다.

버터플라이효과라는 것이 있습니다. 1972년 기상학자인 에드워드 로렌즈(Edward Norton Lorenz)가 "예측 가능성-브라질 나비의 날개짓이 텍사스에서 회오리를 일으키는가?"라는 강연을 하여 붙여진 현상으로, 브라질의 한 마리 나비의 날개짓으로 연쇄반응이 일어나서, 몇 주 후에 텍사스에서 맹렬한 회오리가 일어난다는 것입니다. '바람이 불면 통나무집이 득이 된다'와도 통하는, 복잡한 인과법칙입니다. 이것을 애니메이션기능으로 전달하고자 한다면, 몇 번의 분출이나 문자가 움직이는 너저분한 슬라이드가 완성되는 것은 아닐까요?

그럼, 단순한 인과법칙을 애니메이션으로 설명하게 되면, '그런 뻔한 얘기는 일부러 애니메이션으로 하지 않아도 알 수 있어요'가 됩니다. 처음부터 전체를 보여주는 편이 상당히 이해할 수 있는 경우도 흔히 있습니다. 한편, 버터플라이효과처럼 너무 복잡한 것은 애니메이션으로 설명해도 모르므로, '더 세분화하여 자세히 보여주기 바란다!'가 됩니다. 점차 문자나 일러스트가 등장했다가 빙글빙글 회전해도, 강조하려는 의도는 충분히 이해하지만 단순히 보기만 어려울 뿐입니다. 따라서 애니메이션의 사용은 너무 간단하지도, 복잡하지 않은 경우에만 효과를 발휘하는 것이 아닐까요?

조목별 항목이 순서대로 나오는 애니메이션은 나쁘지 않다고 생각하는데, 앞장에서 설명했듯이 원칙적으로 조목별 그 자체를 관두는 편이 좋겠지요. 애니메이션효과 중에서도 특히 문자가 순서대로 나오는 패턴이 자주 사용되면, 보고 있는 쪽은 피곤해집니다. 문장이 하나씩 슬라이드 인되어 오다니 의외로 상당히 품위가 떨어집니다. 아무 때나 필요한 것이 아니라, 일반적인 발표에서 문자 애니메이션 기능은 바로 여기구나 하는 곳에만 한정해서 사용해야 합니다. 이에 비해서, 일러스트가 움직이는 애니메이션은 동영상과 마찬가지로 그렇게까지 품위가 떨어지지는 않습니다.

또 애니메이션의 표시에는 잠시지만 필요이상의 시간이 걸리므로, 시간제한을 오버해 버리는 경우에는 애니메이션효과도 조정의 대상이 됩니다. 거의 효과가 없는 경우는 없애도 됩니다.

B 트랜잭션효과를 품위 있게 사용한다

슬라이드와 슬라이드 사이의 화면전환효과를 Keynote에서는 트랜잭션이라고 합니다. Power Point에서는 화면전환이라고 합니다. 이것도 절대 필요한 효과가 아니라, 경우에 따라서는 이 효과가 없는 편이 내용에 집중할 수가 있습니다. 그러므로 이것도 자주 사용하는 것은 의문스럽습니다. 강연에서는 화제가 바뀔 때, 학회나 연구회의 일반연제라면, 결과와 고찰 사이 등에 사용하는 것이 좋지 않을까요? Keynote의 트랜잭션효과는 상당히 오래전부터 멋진 패턴이 많이 있었습니다. 표시화면이 입방체의 한 면이 되어, 마치 주사위가 회전하듯이 움직이는 트랜잭션은 PowerPoint에서는 최근까지 하지 못했던 기술이었습니다. Keynote를 사용하는 사람들은 이 입방체의 트랜잭션이 재미있어서 처음에는 모두 자주 사용하였는데,

익숙해지자 사용하지 않게 되었습니다. Power Point에서도 그간 사용하지 않게 되었지요.

애니메이션효과와 마찬가지로, 트랜잭션효과도 바로 여기구나 하는 부분에서만 사용하면 되는데, 역시 잦은 사용은 역효과입니다. 또 전환시간은 너무 빠르거나 늦어도 안됩니다. "딱 좋다"라는 것이 상당히 어려운 법입니다.

6 그래프의 디자인

A 그래프의 기본

그래프란 수량의 시간변화나 대소관계, 비율 등을 시각적으로 표현한 그림입니다. 그래프에는 막대그래프, 꺾은선 그래프, 원그래프, 띠그래프, 히스토그램, 레이더챠트, 산포도 등이 있습니다. 각 그래프의 특징은 다음과 같습니다.

- 막대그래프 : 양의 대소
- 꺾은선 그래프 : 증감
- 원그래프 : 비율
- 띠그래프 : 비율
- 히스토그램 : 편차정도
- 상자도형 : 편차정도
- 산포도 : 2가지 양의 관계
- 레이더챠트 : 복수 지표의 정리

B 그래프 작성

하지만, 그래프를 슬라이드에 표시하기 위해서는 당연하지만 그래프를 작성해야 합니다. 이전에는 그래프전용 소프트웨어를 사용하는 경우가 많았는데, 최근에는 Microsoft Office의 표준기능이나 Keynote내의 그래프작성기능으로 충분해졌습니다. 이전에 비하면, Excel로 작성하는 그래프도 상당히 나아졌지만, 디폴트로 그린 그래프는 아무래도 정교하지 못합니다. 폰트나 색의 설정을 바꾸면, 그 나름의 그래프는 됩니다. 아마 그래프를 작성하는 것 자체는 그렇게 어렵지 않으리라 생각합니다. 이 항에서는 Excel에서 흔히 만드는 그래프의 작성법을 간단히 설명하겠습니다. 또 연구발표의 그래프는 표준편차나 평균값의 표준오차 등의 Y 에러바를 넣는 경우가 많은데, Excel로 Y 에러바의 작성법을 모른다고 상담하러 오는 경우도 있습니다. 그 방법에 관해서도 마지막에 설명하였으니 참고하기 바랍니다. 참고로 본서는 Excel 2008을 사용하고 있습니다.

C 막대그래프와 꺾은선 그래프

양의 대소를 비교하는 경우에는 막대그래프를 사용합니다. Excel로 막대그래프를 작성하는 것은 용이합니다. 이번에는 집합세로막대그래프를 만들어 보겠습니다. 우선, 시트에 가로세로 데이터표를 작성합니다. 표로 만들려는 데이터를, 범례명도 일괄하여 선택합니다. 단, 횡축에 범례명이 아니라 수치를 라벨하려는 경우는, 여기에서는 선택범위에서 제외시켜 둡니다. 선택하면, 그래프작성 탭의 '집합세로막대'를 지정하고 그대로 진행하면 끝입니다. 횡축에 수치를 라벨하는 경우는 다이얼로그 내 '축라벨'에서 횡축의 수치를 선택합니다.

양의 증감을 비교하는 경우에는 꺾은선 그래프를 사용합니다. Excel로 작성하는 방법은 막대그래프와 같습니다. 단, '꺾은선 그래프'와 '산포도'는 다른 것이므로, 용도에 맞추어 적절히 사용하기 바랍니다.

D 원그래프와 띠그래프

비율을 표시하는 경우에는 원그래프와 띠그래프가 유용합니다. 어느 시점의 비율을 나타내려는 경우에는 원그래프가 좋고, 비율의 변화를 중심으로 얘기하고자 하는 경우에는 띠그래프를 정렬하는 것이 유용합니다.

Excel에서는 시트에 작성한 표를 선택한 상태에서 '그래프위저드'의 '원그래프'를 지정하면, 간단히 그래프를 작성할 수 있습니다.

원그래프의 경우, 실제 수치데이터로 표시하는 경우와 전체에 대한 %로 표시하는 경우가 있습니다. 원그래프에서는 비율이 문제이므로, 원칙적으로 전체에 대한

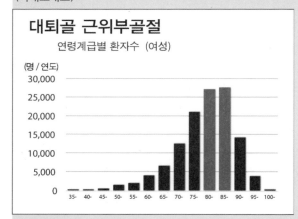

그림 2-20 막대그래프와 꺾은선
그래프

〈꺾은선그래프〉

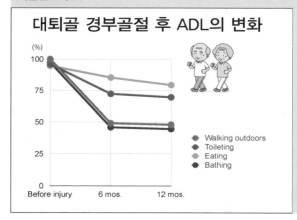

%로 표시하는 것이 좋겠지요. 전체에 대한 비율을 나타내는 경우에도 그 모체수가 어느 정도의 규모인지를 표시하려는 경우가 있습니다. 같은 30%라도 100명에 대한 데이터인지 10,000명에 대한 데이터인지로, 인상이 달라지는 경우가 있습니다. 대상의 총수를 표시하려는 경우에는 원그래프의 아형인 중앙에 구멍을 뚫은 도넛형 그래프로 하여, 도넛의 구멍 부분에 총수를 넣으면 됩니다.

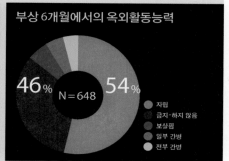

〈원그래프〉 〈도넛형 원그래프〉

〈띠그래프〉

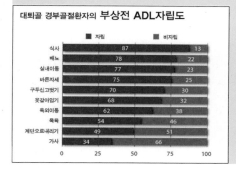

그림 2-21 원그래프(도넛형)와 띠그래프
원그래프에서도, 특히 대상의 총수를 강도하려
는 경우는 도넛형으로 바꾸어, 중앙에 총수의
수치를 배치하면 이해하기 쉽다.

E Y 에러바의 작성법

막대그래프나 꺾은선 그래프에는 표준편차나 평균값의 표준오차를 붙이는 경우
가 많으리라 생각합니다. 현 상황에서 Keynote에 부속하는 그래프작성기능에는
이 Y 에러바를 넣는 기능이 없습니다. 기능은 일단 있지만 도움이 되지 않는다고
하는 편이 맞겠지요. 그 때문에 표준편차나 평균값의 표준오차를 붙인 막대그래프
나 꺾은선 그래프를 작성하기 위해서는 Excel을 사용하는 것이 간단합니다.

Excel에서는 '데이터계열의 서식설정'에서 Y 에러바를 넣을 수가 있습니다. 미리,
막대그래프나 꺾은선 그래프를 만드는 데이터를 입력한 셀 옆에, 에러바가 되는
표준오차의 수치를 입력해 둡니다. 시험 삼아, 세로막대그래프에 정부방향으로
에러바를 넣어 봅시다(그림 2-22).

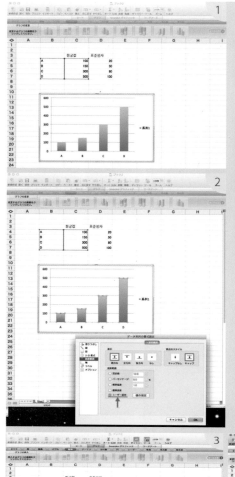

그림 2-22 Y 에러바 작성법

1 : 표에서 세로막대그래프를 작성.

2, 3 : [데이터계열의 서식설정] → [오차범위]
→ [표시 (에러바의 방향)과 [종점의 스타일 (캡
의 유무)를 설정. 여기에서 중요한 것은 [오차
범위는 [유저설정]을 선택할 것 (빨강화살표).

4 : 에러바 완성.

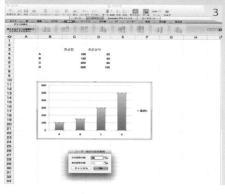

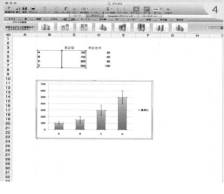

통상의 방법으로 세로막대그래프를 그린 후에, 작성한 막대그래프를 선택하고 오른쪽 클릭(Mac에서는 [control] 키를 누르면서 클릭)하고 [데이터계열의 서식설정](또는 그래프요소]) → [Y오차범위]를 선택합니다(에러바를 넣는 모든 막대그래프가 선택되어 있는 상태가 아니면, 이 화면이 나오지 않으므로 주의하십시오). [표시], [종점의 스타일], [오차범위] 등의 항목이 나옵니다. [표시]는 에러바를 어느 방향으로 붙이는가(양방향, 정방향, 부방향), [종점 스타일]은 캡(즉 가로막대)의 유무를 정하는 설정입니다. 이번에는 [양방향]과 [캡]을 선택해 둡니다.

문제는 다음 단계입니다. [오차범위]인 곳에는 [고유값], [퍼센트], [표준편차], [표준오차], [유저설정]의 5가지가 선택후보로 나올 것입니다. 여기에서는 [유저설정]을 선택합니다. 'Y 에러바에 표준편차를 붙이는 것이니까'라고 표준편차를 선택해서는 안됩니다. Excel의 이 화면에서 나오는 표준편차는 입력되어 있는 데이터의 표준편차를 멋대로 계산하여 에러바를 넣게 됩니다. 맞아, 데이터 전체의 표준편차를 멋대로 넣는 것입니다. 어떤 경우에 이 설정 그래프를 그리는 케이스가 있는 것인지, 생각이 나지 않지만, 일반 비즈니스에서 흔히 사용하겠지요? 고유값, 퍼센트, 표준오차도 마찬가지로, 역시 사용할 기회가 없습니다.

하지만, 플롯된 데이터에 Y 에러바를 붙이는 경우에는 [유저설정] → [값의 지정]으로 진행하면 [정의 오차 값]과 [부의 오차 값]이라는 항목이 나옵니다. 여기에서 처음에 Excel 시트에 입력해 둔 표준편차의 데이터를 선택합니다. 마지막으로 [OK]를 클릭하면 끝입니다. Keynote에서는 Excel의 [유저설정]에 해당하는 부분이 [custom]이 되어 있지만, 유감스럽게도 진짜로 기능하지는 않습니다. 터무니없는 오류이지만, 수정될 기미가 없습니다. Apple사에는 이과계 사원이 없는 걸까요….

F 그래프 속의 문자정보

사용되는 경우가 많은 막대그래프나 꺾은선 그래프 속의 문자정보에는 주로 다음과 같은 것이 있습니다.

- 타이틀
- 메시지
- 범례
- 세로축의 수치
- 횡축의 설명 또는 수치
- 데이터의 수치

'타이틀'은 정확히 그 그래프가 무엇에 관한 그래프인지를 나타내는 것입니다. 통상은 슬라이드의 타이틀과 같은 위치에 넣는 경우가 많습니다. 발표에서는 무엇에 관한 그래프인지를 말로도 충분히 설명하니까, 실은 우리들이 생각하고 있는 만큼 그래프의 타이틀은 중요하지 않습니다.

그래프의 문자정보로서, 중요한 것이 메시지(강조하려는 내용의 설명)입니다. 메시지는 문장인 경우도 있고, 수치 그 자체인 경우도 있습니다. 그래프의 타이틀을 크게 써 넣는 것은 쓸데없으며, 메시지를 보다 크게 강조하는 것이 훨씬 이해하기 쉬운 그래프가 됩니다.

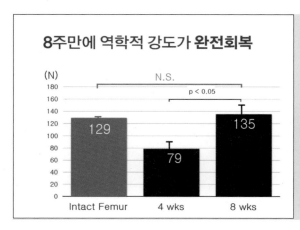

그림 2-23 타이틀보다 메시지를 넣는 편이 낫다
참고로, 세로축 괘선은 보기 쉽도록 생략하는 것이 어떻습니까?

'범례'는 작성 소프트웨어의 디폴트로 넣는 것이 보통이지만, 대개는 그다지 보기가 좋지 않습니다. 색깔별로 구분한 그래프와 같은 색의 문자로 표기하는 편이 이해하기 쉬운 경우가 많습니다.

세로축 그 자체를 (수치를 포함하여) 생략하는 편이 보기 쉬운 그래프가 된다는 사람도 있습니다. 확실히 그래프로는 보기가 쉽겠지요. 그러나 연구발표에서는 세로축 없이도 내용을 확실히 전달할 수 있는 멋진 그래프 이외는 수치는 표시하는 편이 좋다고 생각합니다. 세로축의 수치가 없는 그래프를 짓궂은 사람이 보면, 뭔가 속이는 것이 아닐까 하고 의심하여 억측을 부릴 가능성도 있습니다. 산포그래프 이외에서는 세로축의 괘선 그 자체는 생략하는 편이 보기 쉬우므로, 한번 시도해 보면 어떨까요?

세로축의 중간을 파선으로 생략한 그래프가 사용되는 경우도 있습니다. 파선 생략 그래프가 유용한 경우는 전체 크기에 비해서 변화가 적은 경우, 또는 돌출하여 큰 수치가 포함되는 경우입니다. 후자인 경우는 큰 문제가 없습니다. 그러나 전자인 경우에는 전체에 대한 변화가 적음에도 불구하고, 변화율이 크게 보이게 됩니다. 실제 변화가 크지 않으니까, 속인다고 해도 항변할 수 없을지 모릅니다. 파선 생략 그래프는 원칙적으로 사용하지 않기로 합니다.

이에 반해서, 가로축과 세로축의 설명, 또는 수치는 결코 생략해서는 안됩니다. 어떤 그래프인지 확실히 알 수 없기 때문입니다. 가로축의 설명이 긴 문자열인 경우에는, 세로막대그래프보다 가로막대그래프로 하는 것이 이해하기가 쉽습니다.

데이터의 수치는 표시할 것인지 말 것인지, 표시한다면 어느 위치에 할 것인지 등이 문제가 됩니다. 수치를 표시하는 곳이 많은 경우에는 busy한 프레젠이 되니까 수치는 넣지 않거나 강조하는 곳만 수치를 넣는 편이 좋습니다. 연구발표에서는 데이터에 Y 에러바를 작성하는 경우가 많으므로, 막대그래프라면 수치는 각 막대그래프내의 상부에 넣는 것이 자연스러울 것입니다.

G 입체그래프는 절대로 사용하지 않는다

오늘날은 특별한 그래프 작성 소프트웨어를 사용하지 않아도, Power Point나 Keynote 등의 프레젠소프트웨어만으로, 입체그래프를 작성할 수 있습니다. 입체그래프를 작성할 수 있게 된 처음에는 모두 '대단해!'라고 감탄하며 입체그래프를 사용했습니다.

그러나 곰곰이 생각하니 그런 장식은 보기 힘들었을 뿐입니다. 맞아, 입체그래프는 백해무익합니다. 절대로 사용해서는 안됩니다. 그래프는 복잡한 데이터를 쉽게 이해하기 위해서 사용하는 것입니다. 모처럼 이해하기 쉽게 만든 데이터를 보기 힘들게 하는 입체그래프는 무의미할 뿐 아니라, 해가 되는 것입니다.

H 여러 색깔의 그래프는 가능한 삼간다

많은 색을 사용한 그래프는 혼란스러우므로 주의해야 합니다. 심플한 프레젠을 하기 위해서는 가능한 잡음을 배제해야 합니다. 색도 너무 많으면 잡음이 됩니다.

1개의 그래프에 복수의 데이터를 나타내는 경우에는 아무래도 여러 색깔이 되기 쉽습니다. 나타내는 데이터에 따라서 달라지므로 일괄적으로 말할 수 없지만, 원칙적으로 막대그래프는 같은 색을 사용하고 강조하는 부분만 액센트색으로 하는 것이 좋습니다(그림 2-24). 또 겹치는 막대그래프나 가로막대그래프에서는 같은 계열의 색을 사용하는 편이 보기가 쉽습니다. 한편, 복수의 데이터를 비교하기 위한 꺾은선 그래프에서는 여러 색을 사용하는 편이 보기 쉬운 경우가 많습니다.

I 구애를 받는다면 Illustrator로 그래프를 편집한다

앞에서 기술하였듯이, Excel에서도 상당히 좋은 그래프를 작성할 수 있게 되었지만, 자신이 좋아하는 그래프를 만들고 싶다면, Illustrator로 완성하면 됩니다. Illustrator에도 그래프 작성기능이 있는데, 이것이 상당히 사용하기가 어렵고, 게다가 역시 Y 에러바를 작성할 수 없어서, 그래프작성에 관해서는 사용할 수 없는 Illustrator입니다. 그래서 Excel로 어느 정도 만들어진 그래프를 Illustrator로 복사

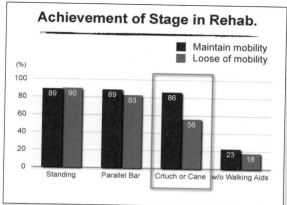

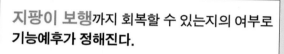

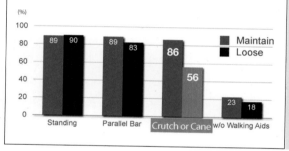

그림 2-24 막대그래프의 디자인
위의 그래프도 그렇게 나쁜 디자인은 아니지만, 이해하기 쉬운 것은 압도적으로 아래 그래프이다. 막대그래프는 같은색 계통으로 정리하고, 강조하는 부분만을 액센트색으로 눈에 띄게 하면 보기 쉽다. 그리고 타이틀보다 메시지를 넣는 편이 더욱 이해하기 쉽다.

& 붙여넣기 하고 나서 편집하는 것이 편하고 멋진 그래프를 만들 수 있을 것입니다. 이 경우의 주의점은 Illustrator로 그래프를 붙여넣기 했을 때의 클리핑 마스크 (clipping mask)입니다. 칼럼④ (p58)에 등장한 웹 사이트 『전달하는 디자인』에서, 클리핑 마스크를 삭제하는 법이 소개되어 있어서 인용하겠습니다.

① Excel의 그래프를 보통 복사하여, Illustrator에 첨부한다.
② 그래프가 없는 여백부분에 '직사각형 툴'로 '사각'이라고 쓴다.
③ 이 사각의 '선'과 '칠'의 색을 모두 투명(없음)으로 한다.
④ 사각을 '선택 툴'에서 선택하고, 그 상태로 툴바의 '선택'에서 〈공통〉 → 〈칠과 선〉 을 선택한다.

⑤ 그러면, 보이지 않던 것이 여러 가지 선택되므로, Delete 키로 한 번에 삭제. 이것으로 그래프를 간단히 편집할 수 있게 됩니다. 단, ①~⑤ 작업을 하면, 주목하고 있는 그래프 이외의 clipping mask도 삭제되므로, 주의하십시오. 이 작업은 신규 작성한 파일상에서 하는 편이 안전합니다.

(『전달하는 디자인 : 연구발표의 유니버설 디자인』 http://tsutawarudesign.web.fc2.com/kakkoyoku2. html [2014년 2월 현재])

7 표의 디자인

A 발표에서의 표

같은 내용의 수치데이터를 '그래프'와 '표'로 비교한 경우, 대소나 증감을 파악하기 위해서는 '그래프'가 압도적으로 이해하기 쉽습니다. 그러나 수치데이터의 값 그 자체가 중요하기도 합니다. 특히 논문에서는 처리되지 않은 데이터(수치)가 기재된 '표'의 존재가치가 높다고 할 수 있습니다. 오랜 논문에서는 표로 한 데이터를 동일 논문내에서 그래프로 동시에 게재한 경우도 있었습니다. 현재는 '같은 내용을 표와 그래프로 싣지 마라'라고 지시한 학술잡지가 많은 것 같습니다.

한편, 발표에서는 조목별 나열과 마찬가지로, 표도 효과적인 표현수법이라고는 할 수 없습니다. 문자수를 적게 해야 하기 때문에, 전달하기 어려운 표현수법이기 때문입니다. 이 점은 읽는 것이 중심인 논문이나 서적과, 보고 듣는 것이 중심인 발표와의 큰 차이입니다. 발표에서는 가능한 표가 아니라, 그래프로 표현할 수 있는지의 여부를 우선 검토해야 합니다.

아무래도 표를 사용해야 하는 경우가 있습니다. 대상을 복수 항목에서 비교했을 때의 차이, 또는 동등성을 보여야 하는 경우입니다. 그럼, 어떻게 표를 작성하면, 조금이라도 이해하기 쉬운 프레젠으로 할 수 있을까요? 다음에 이해하기 쉬운 표를 작성하는 테크닉을 설명하고자 합니다.

B 표에는 세로줄은 넣지 않고, 가로줄은 3줄

    표는 세로 칸과 가로 줄로 구성되며, 가로세로 선으로 구획된 상자 안에 문자나 수치를 써 넣는 것입니다. 근처에 학술잡지가 있으면, 2~3권 가지고 와서 표를 보십시오. 세로줄이 들어간 표는 거의 없을 것입니다. 표에 세로줄이 들어 있으면, 문자와 세로줄이 간섭하여 시인성이 매우 나빠집니다. 서적에서도 세로줄이 들어 간 표는 보기 힘들 정도니까, 발표 슬라이드에서는 더 보기 어렵습니다. 따라서 표에는 세로줄을 넣지 않는 것을 원칙으로 하십시오. 이것만으로도 표를 보기가 상당히 쉬워집니다.

    또 표의 가로줄은 원칙적으로 3줄로 합니다. Top과 bottom에 1줄씩, 그리고 각 칸이 무엇을 나타낸 데이터인지를 표시하는 항목명 줄과 데이터 줄을 구별하는 경계에 1줄 필요합니다.

TABLE 4. Results of a Published Cohort Study for Delayed Unions and Nonunions

Study	Cases	Numbers of Participants	Interval From Injury (days) Mean (SD)	Range	Overall Success Rate (%)	Time Needed to Bone Union (days) Mean (SD)	Range
Mizuno et al[30]	Delayed or Nonunion	54 44	499	90–4770	85 55	214	56–588 114–639
Nolte et al[31]	Nonunion	29	429 (38.9)	178–957	86	152 (15.2)	52–398
Pigozzi et al[32]	Nonunion	15	337 (60.1)	–	100	94.7 (43.8)	49–168
Gebauer et al[33]	Nonunion	67	1170 (186)	8–198	85	168 (10.2)	57–375
Rutten et al[34]	Nonunion	71	257 (14.6)	180–781	73	184 (17.8)	52–739

TABLE 4. Results of a Published Cohort Study for Delayed Unions and Nonunions

Study	Cases	Numbers of Participants	Interval From Injury (days) Mean (SD)	Range	Overall Success Rate (%)	Time Needed to Bone Union (days) Mean (SD)	Range
Mizuno et al[30]	Delayed or Nonunion	54 44	499	90–4770	85 55	214	56–588 114–639
Nolte et al[31]	Nonunion	29	429 (38.9)	178–957	86	152 (15.2)	52–398
Pigozzi et al[32]	Nonunion	15	337 (60.1)	–	100	94.7 (43.8)	49–168
Gebauer et al[33]	Nonunion	67	1170 (186)	8–198	85	168 (10.2)	57–375
Rutten et al[34]	Nonunion	71	257 (14.6)	180–781	73	184 (17.8)	52–739

그림 2-25 표의 디자인
논문에 흔히 실리는 표 스타일. 빨간줄로 표시한 3줄의 가로줄이 기본이며, 그 이외의 가로줄은 가능한 넣지 않는다.

C 줄·칸의 항목을 줄인다

가지고 있는 데이터를 가능한 많이 표시하려는 발표자의 기분은 잘 알겠습니다. 그러자면 표시항목인 칸이 아무래도 많아지기 십상입니다. 이것을 꾹 참습니다. 80 대 20의 법칙을 생각하며, shape up합니다. 아무래도 필요한 정보가 무엇인지, 다시 한번 철저히 생각해 봅니다.

칸에 비해서, 줄은 변경할 수 없는 경우가 흔히 있습니다. 예를 들어, 10칸의 증례집적(케이스 시리즈)으로, 증례의 배경을 설명하기 위해서 표를 사용하는 경우입니다. 이와 같은 경우에는 공통적인 증례의 특징을 찾아내어, 2가지 또는 3가지 그룹으로 나눌 수 있는지 우선 생각해 봅니다.

아무래도 많은 줄이 필요한 경우는 그나마 시인성을 좋게 해야 합니다. 흔히 이용하는 테크닉은 1줄 걸러 옅은 배경색을 지정하고, 같은 줄의 데이터를 대응시키는 방법입니다(그림 2-26 [위]). 프레젠소프트웨어의 표 작성 기능에도 이 1줄마다 배경색을 지정하는 설정이 있으니까, 이용하는 것도 괜찮겠지요.

측정한 데이터를 가능한 표시하려는 경우의 비결로는, 문자가 잔뜩 들어간 busy한 '표'를 일단 보여 주고, 다음 슬라이드에서는 그 표에서 중요한 데이터만을 골라서, 알기 쉽게 다시 만든 '그래프'를 보여주는 예고테크닉을, 나는 종종 사용하고 있습니다. 이 경우, 확실히 말하자면 보여 주고 싶은 것은 그래프이며, 표는 대강 보여 줍니다(그림 2-26).

D 다단계 조목별 나열은 표로 한다

제1장의 조목별 나열 항에서 설명했지만, 절대 해서는 안되는 것은 다단계 조목별 나열입니다. 전장에서 설명했듯이, 프레젠소프트웨어에서 조목별로 나열하는 템플릿을 사용하면, 바로 2단, 3단의 다단계 조목별 나열이 되어 버립니다. 다단계 조목별 나열은 표로 만들면 조금 보기가 쉬워집니다. 제1장-3-F (p39)를 참조하십시오.

X선사진을 디지털카메라로 촬영해도 되고, 특별히 창조성이 높은 그림이 아니므로, 인터넷에서 사진이나 그림을 참고로 해도 됩니다. 이것을 Illustrator의 신규 다큐멘트에 넣어 두거나, 복사 & 붙이기를 합니다. 이것이 밑그림이 됩니다.

밑그림이 움직이면 선화(線畵)를 그리기 힘들므로, 붙이기한 그림이나 사진을 선택한 후, [개체]를 선택해서 [잠금] → [선택부분]을 클릭합니다. 이것으로 이 영상은 움직이지 않게 됩니다. 계속해서, 이 X선사진의 뼈의 윤곽을 트레이스하면 됩니다. 펜툴을 사용하여 그리면 누구라도 할 수 있습니다. Illustrator에서는 펜툴로 점을 찍어 가면, 점과 점 사이를 선으로 연결해 줍니다. 이 때 미리, 선만 색을 지정하고, 일러스트의 내부 색은 '무색'으로 설정합니다. 툴 패널을 보면, 색을 설정하기 위한 사각박스가 있습니다. 왼쪽 위의 박스가 내부의 '칠'의 색, 오른쪽 아래의 네모난 도넛형 박스가 '선'의 색을 설정합니다. 그림 2-28의 1~3과 같이 왼쪽 위의 박스에 빨간 사선이 들어가면, 일러스트 내부는 '무색'이 됩니다. 색을 넣으면 트레이스한 후에 밑그림이 보기 힘들어서 방해가 됩니다. 마지막에 색을 결정하면 되므로, 트레이스하는 동안은 무색으로 합니다.

선 자체는 잘 알 수 있도록, 빨강이나 파랑 등의 진한 색으로 설정해 둡니다. 나중에 색은 바꿀 수 있으므로 문제가 없습니다. 이번에는 빨강을 선택하기로 합니다. 오른쪽 아래의 네모난 도넛형 박스를 '빨강'으로 설정합니다.

다음은 펜툴로 슥슥 뼈의 윤곽만 따라 그리면 됩니다. 익숙해지면 같은 펜툴로, 베지에 곡선(Bézier Curve)을 사용하여 그릴 수 있게 됩니다. 이것이 가능하면, 적은 포인트로 멋진 곡선을 순식간에 그릴 수 있습니다. 베지에 곡선의 정의는 너무 복잡하여 나는 설명할 수가 없습니다. TV 구조를 몰라도 프로그램을 볼 수 있는 것과 마찬가지로, 베지에 곡선의 이론은 몰라도 PC상에서 곡선을 그리기는 쉽습니다. 조금 연습하면, 누구라도 능숙하게 곡선을 그릴 수 있습니다.

그린 틀 안에 색을 넣는 것을 상정하고, 단번에 그릴 요령으로 빙그르 돌리듯이 그립니다. 어디에서 그리기 시작하면 좋을지를 생각하여 포인트를 찍는 것이 요령입니다. 뼈의 외형이 생기면, 다음은 조금 장식을 하면 그럴듯해집니다. 이것도 펜툴로 간단히 할 수 있습니다. 색을 지정할 때에는 선택툴에서 색을 지정하려는 부분을 선택한 상태에서 조금 전의 박스에서 좋아하는 색을 지정만 하면 됩니다. 순식간에 대퇴골이 완성되었습니다.

마지막으로 그린 그림을 선택하고 그룹화합니다. 이것을 옆으로 제켜 두고 본래의 그림만 선택한 후, 일러스트의 잠금을 해제하고 본래 그림만 삭제하면, 작성한 일러스트만 남습니다. 이것으로 끝입니다. 뼈의 그림을 예로 들었지만, 심장이나 간장, 신장도 마찬가지로 일러스트를 작성할 수 있습니다.

Illustrator로 작성한 그림은, 저장하지 말고 그대로 Keynote의 슬라이드로 간단히 복사 & 붙이기도 할 수 있지만, 번거로워도 완성한 시점에서 Illustrator 데이터 (또는 호환성이 있는 PDF 데이터)에 저장해 두십시오. 나중에 그림을 수정하고 싶어질 때가 있기 때문입니다. 물론 Keynote의 슬라이드에 첨부한 그림을 다시 한번 Illustrator로 복사 & 붙이기로 되돌리는 것도 가능합니다. 단 그 경우, 붙이기 한 그림에는 clipping mask가 자동적으로 만들어지므로, 수정하기가 매우 귀찮아집니다. clipping mask를 삭제하는 방법도 있지만(본장 6-I, p85), 완전히 삭제할 수 없을 때도 있습니다. 일러스트 데이터에 저장한 본래의 그림을 수정하는 편이 훨씬 쉽습니다.

C Power Point나 Keynote만으로 일러스트를 그릴 수 없는가?

Power Point나 Keynote의 그리기기능으로도 선, 원, 3각, 4각이나 원주 등을 조합하여 간단한 일러스트를 그리기는 쉽습니다. 단, 조금 전의 예인 대퇴골 등과 같이 조금 복잡한 형상은 베지에 곡선(Bézier Curve)을 이용하여 그려야 합니다. 베지에 곡선을 이용하지 않으면 아무래도 들쭉날쭉해지기 때문입니다. 그럼, 프레젠소프트웨어만으로 일러스트를 그리려는 경우에는, 어떻게 하는가? 조금 힘들긴 하지만, 위에 기술한 방법으로 일러스트를 그리는 것도 불가능하지 않습니다.

Power Point나 Keynote에서도 기본이 되는 그림을 화면상에서 잠금한 상태에서, 우선 외형을 대강 그립니다. 계속해서, 정점편집기능으로 미세 조정을 합니다. 기본적으로는 Illustrator로 하는 방법과 똑같습니다. 어느 것이나 베지에 곡선을 그리는 툴이 있지만, Illustrator나 Canvas 등의 draw계 소프트웨어를 사용하는 편이 압도적으로 빠르고, 간단히 멋진 그림을 그릴 수 있습니다.

제 3 장

슬라이드를 '이해하기 쉽게' 수정해 보자

제1장과 제2장에서 해설한 테크닉을 이용하여, 보기 힘든 슬라이드를 '이해하기 쉽게' 수정해 봅시다. 여기에서 사용한 슬라이드의 대부분은 내가 실제로 과거에 사용한 것을 일부 개편하여 사용하였습니다. 그 때문에 정형외과적인 내용이 많지만, 보기 쉽고, 이해하기 쉬운 슬라이드의 기본은 어느 진료과의 내용에서나 똑같으며, 기초연구나 임상연구에서도 마찬가지입니다.

1   Before

증 례

■ 환자 :   50세, 남성.

■ 현병력 : 1991년 11월 25일. 오토바이 승차 중, 승용차와 정면충돌하여 오른쪽 대퇴골 전자부·전자하골절 부상.

■ 기왕력, 가족력 : 특기할만한 사항 없음

이 슬라이드의 주지

일반연제. 흔히 있는 패턴의 '증례 제시'.

● 읽기 어렵지는 않지만, 문자가 작고, 쓸데없는 정보도 많습니다.

1   After

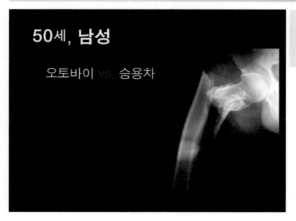

50세, 남성

오토바이 vs. 승용차

● 최소한의 정보로 만든 슬라이드입니다. 나머지는 얘기로 전달합니다.

80세, 여

주소 : 의식장애

기왕력 : 불명

현병력 : 혼자 살며, 딸이 매일 와 있고 건강했다. 고혈압 등으로 X병원에 다니고 있으며 약을 복용하고 있지만, 상세한 내용은 불분명. 딸이 아침에 가보니, 눈을 뜨지 않아서 구급차를 요청하여 내원.

입원시 증상 : 의식이 없고, 확실한 마비는 없다. 혈압 150/76mmHg. 맥박 80/분·일정. 체온 36.1℃. 발한과다 없음. 간헐적인 전신경련을 일으키고, 몇 십초만에 소실.

이 슬라이드의 주지

내과 강연회. 흔히 있는 패턴의 '증례 제시'.

- 내과계에는 이런 느낌이 많은 것 같습니다. 의사국가시험 문제 같습니다.

80세, 여

주소 : 의식장애

기왕력 : 불명

현병력 : 혼자 살며, 고혈압으로 X병원으로 통원 중, 약을 복용하고 있지만, 상세한 내용은 불분명. 아침에 눈을 뜨지 않는 모친을 딸이 발견.

80세, 여

입원시 증상 :

의식장애 (+), 마비 (−)
혈압 150/76mmHg
맥박 80/분·일정
체온 36.1℃
발한과다 (−)
간헐적인 전신경련 (+)

- 정보량을 줄이고, 문자를 크게 했습니다.
- 1장으로는 아무래도 문장의 양이 많아지므로, 2장으로 나눴습니다.

증례 : 대퇴골과상골절 후 부정 유합에 대한 분쇄 교정 플레이트고정술

병 력

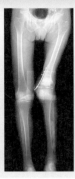

73세, 남성.

CC : 보행장애와 무릎통증

PI : 약 20년전에 대퇴골과상골절을
입음. 수술을 받았지만 변형을 남긴 채
불유합이 되었다.

약 30˚의 신전제한이 있다.

일반연제. 흔히 있는 패턴의 '증
례 제시'.

- 문자가 너무 작습니다.
- X선사진과 배경의 contrast는
  어떻습니까?
- 잘 보면 상부에 긴 타일이 들어
  있습니다.

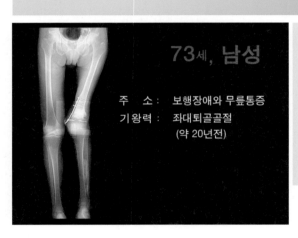

73세, 남성

주 소 : 보행장애와 무릎통증
기왕력 : 좌대퇴골골절
         (약 20년전)

- 검정을 배경으로 하고, X선상
  과 문자 사이에 white space가
  확실히 있어서, 보기 쉽게 되
  어 있습니다.
- 문장의 양을 최대한 줄였습
  니다.
- 슬라이드의 타이틀을 생략해
  서, X선사진을 크게 표시할 수
  있었습니다.

배 경

경골골절의 치료에 사용하는 창외고정기에는,
"불유합제조기 nonunion machine" 이라는 칭호가 주어져 있다.

창외고정에 의한 치료는 골수강내 금속정 고정에 비해 부정 유합
이나 불유합의 빈도가 높다. 이것을 경감시키기 위해서는 정확한
정복을 얻는 것이 중요하며, 충분히 긴 프레임을 짜서 2차적 전위
가 일어나지 않도록 고정시켜야 한다. 또는 골수강내 금속정에 의
한 conversion법을 고려해야 한다.

Fractures in adults, 5th ed. Rockwood and Green' s

이 슬라이드의 주지

일반연제. 링형 외고정기에 관해
검토한 연구 발표.
unilateral형 외고정기에 관해 교과
서의 설명을 인용.

- 문자가 적고 문장의 양이 많은
  것이 결점입니다.
- 무슨 설명인지 금방 알 수 없습
  니다.

경골골절의 치료

Unilateral형 **외고정기**

"불유합제조기" 칭호
Nonunion machine

Fractures in adults, 5th ed. Rockwood and Green's

- 문자를 크게 하고, 2장의 슬라이드로
  나눴습니다.
- 문장은 쓰지 않고, 키워드만 나열하였
  습니다. 생략한 내용은 설명하면 됩니
  다. 모두 슬라이드에 써서는 안됩니다.
- 링형 외고정기와 비교하기 위한 것을
  알 수 있도록, unilateral형이라는 용어
  를 추가하여 강조하고 있습니다.

경골골절의 치료

Unilateral형 **외고정기**

"정확한 정복"
"2차전위의 방지"

Fractures in adults, 5th ed. Rockwood and Green's

재생의학·재생의료

+ 재생의학 Tissue engineering
  + 학문분야

+ 재생의료 Regenerative medicine
  + 재생의학의 성과를 살린 현장의 의료

이 슬라이드의 주지

강연. '재생의학'과 '재생의료'의 의미를 설명한 것 (실제 정의는 애매한 부분이 있지만).

- 문자뿐이라서 재미가 없습니다. 반복해서 사용하는 용어가 많은 것도 마음에 걸립니다.

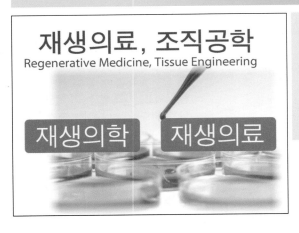

재생의료, 조직공학
Regenerative Medicine, Tissue Engineering

재생의학 재생의료

- 키워드만으로 하고, 배경에 이미지사진을 첨부하였습니다.
- 컬러사진을 Keynote의 '이미지 조정'을 사용하고, '채도'를 0으로 설정하여 흑백사진으로 했습니다. 색을 지정한 문자나 박스의 시인성이 높아집니다.

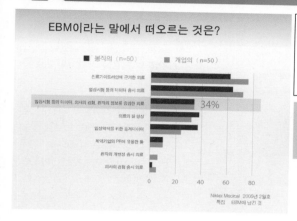

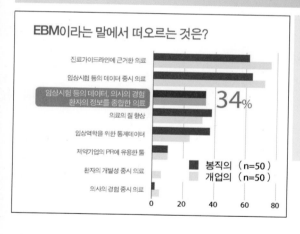

- 그래프를 수수한 회색계통으로 하고, 강조부만을 빨강으로 눈에 띄게 했습니다.
- 문자를 크게 했습니다.
- 범례의 설명('봉직의 (n=50)'와 '개업의 (n=50)' 부분)의 배치를 정리하여 보기 쉽고, 빈 공간에 그래프를 크게 했습니다.

이 슬라이드의 주지

교육연수강연. EBM이라는 말에서 떠오르는 것은? 이라는 앙케이트 결과.

- 아직 강조가 약한 것 같습니다.
- 살리지 못한 스페이스가 왼쪽에 넓게 있습니다.

101

Damage control orthopaedics에서의
창외고정법의 이점

☐ 수기가 비교적 용이하고, 적은 수술기구로 고정할 수 있다.

☐ 초기고정으로는 충분한 고정성과 그저 그만한 정복과 얼라인먼트를
　확보할 수 있다.

☐ Second look으로 심부의 관찰·처치를 용이하게 할 수 있다.

☐ 수술로 새로 추가되는 연부조직손상이 적다.

☐ 내고정으로 conversion하는 동안, 골의 길이를 유지하면서 연부조직의 치유를
　대기할 수 있다.

☐ 조기부터 관절운동범위 훈련이나 근력트레이닝을 할 수 있다.

이 슬라이드의 주지

교육연수강연. 개방골절의 초기
치료에서 창외고정법의 이점을
나타낸 슬라이드.

- 전형적인 조목별로 나열한 슬
  라이드입니다 (그림 1-14와 동일)
- 배경에 시설을 나타내는 투시
  가 들어 있지만, 보기 어려울
  뿐입니다.

DCO에 있어서
창외고정법의 이점

- 용이한 "수기"와 작은 "수술기구"

- "고정성과 얼라인먼트"의 확보

- 용이한 심부의 "관찰과 처치"

- 적은 "연부조직손상"

- 내고정으로 변경할 때까지의 "대기"

- 조기부터 "ROM훈련과 근트레이닝"

- 문장 속에서 에센스를 골라
  내고, 또 키워드를 액센트색인
  빨강으로 강조했습니다.
- 일반연제에서의 발표라면, 이
  문장의 양으로도 너무 많아서
  불합격입니다. 강연이므로, 허
  락을 받을 수 있는 슬라이드입
  니다.

당뇨병의 진단기준

임상진단

1. 조조공복시 혈당치　　　126 mg/dl
　　75g OGTT 2時間値　200mg/dl　　이상
　　수시혈당치　　　　　　200mg/dl
　　의 어느 하나를 다른 날에 한 검사에서 2회이상 확인할 수 있다.

2. 당뇨병형을 나타내고,
　　다음 중 어느 한 조건이 충족되는 경우.

　① 당뇨병의 전형적 증상 (구갈. 다음. 다뇨)
　② HbA1c (NGSP)　　　6.5 %이상
　　　[HbA1c (JDS)　　6.1%이상]
　③ 확실한 당뇨병성 망막증의 존재

이 슬라이드의 주지

'연수의. com' (http://kensyui.com/)
사이트에서, 당뇨병 진단기준을
정리한 페이지를 참고로 작성.

● 이 사이트는 웹상에서 몇 번이
고 반복해서 읽을 수 있으니까,
이와 같이 방법으로도 충분히
알기 쉽지만, 강연이나 강의의
슬라이드로 사용한다면…

당뇨병의 진단기준　①

공복시 혈당치　　　**126** mg/dl　↑

75g OGTT 2시간치　**200** mg/dl　↑

수시혈당치　　　　**200** mg/dl　↑

의 어느 하나가 **다른 날**에 한 검사에서 **2** 회이상 **확인**

당뇨병의 진단기준　②

당뇨병형을 나타내고, 다음 중 어느 하나의 조건이
충족되는 경우

전형적 증상 : **구갈 • 다음 • 다뇨**

HbA1c （NGSP）　　6.5 %　이상

[HbA1c （JDS）　　6.1 %　이상]

확실한 당뇨병성 **망막증**의 존재

● 정보량을 줄이기 위해서 2장의 슬라이
드로 나눴습니다.
● 중요점을 강조하기 위해서 큰 사이즈
의 문자, 굵은 글자, 액센트색인 빨강
으로 표시했습니다.
● 표 이외에도 문장이 들어 있어서, 표를
구별하기 쉽게 배경에 옅은 색을 지정
하여, 눈에 띄게 했습니다.

방지할 수 있는 외상사
Preventable Trauma Death, PTD

1966년 미국

National Academy of Sciences-National research Council (NAS-NRC)보고서

'Accidental Death and Disability, The Neglected Disease of Modern Society'
'불의의 사고사와 후유증, 현대사회에서 무시되고 있는 질환'

Preventable Trauma Death 25.6~51.5%

↓ 외상센터의 정비

1980년대 PTD 0.9%~20.7%로 개선

이 슬라이드의 주지

심포지움. 외상센터의 정비전 후로, 방지할 수 있는 외상사 (Preventable Trauma Death)가 반감된 것을 나타낸 데이터.

● 단 문자뿐인 슬라이드입니다.

방지할 수 있는 외상사
Preventable Trauma Death

NAS-NRC 보고서   '66

"불의의 사고사와 후유증

현대사회에서 무시되고 있는 질환

- 3장의 슬라이드에 내용을 나누고, 1장의 정보량을 줄였습니다.
- 강조부에 큰 빨강글자를 사용했습니다.
- 파랑·흰색·빨강은 미국국기의 색에 맞추어 봤습니다.

방지할 수 있는 외상사
Preventable Trauma Death

25.6 ~ 51.5% '66

방지할 수 있는 외상사
Preventable Trauma Death

25.6 ~ 51.5% '66

외상센터의 정비후

0.9 ~ 20.7% '80s

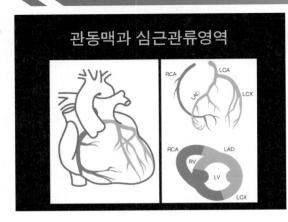

이 슬라이드의 주지

일반연제. 관동맥의 지배영역을 설명한 그림.

● 나쁘지 않지만, 좀 더 연구하면 훨씬 좋아지겠습니다.

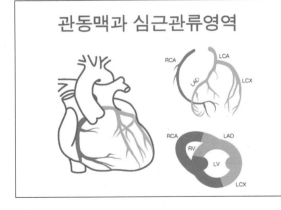

● 배경색을 일러스트의 배경과 동화시킴으로써, Macro white space 를 확실히 살렸습니다. 이렇게 함으로써, 일러스트가 훨씬 보기 쉬워졌습니다.

연구의 목적

일반연제. 발표의 전반에 들어가는 '연구목적'. 내용은 '하퇴의 골을 천천히 연장하는 수술인 경우, 족관절의 첨족을 합병할 가능성이 있다. 첨족예방장구를 착용하면 예방할 수 있는지의 여부를 검토한 연구입니다'라는 것.

■ 경골연장술 중에 첨족예방장구를 1일 16시간

　 장착한 경우, 첨족변형 발생률과 그 요인을

　 조사하는 것.

- 줄 간격이 너무 비어서 읽기 어렵습니다.
- 문자의 양이 그다지 많지 않지만, 내용이 장황합니다.
- 정확하게 표현되어 있는 걸까요? 목적은 '요인의 조사'가 아니라, '효과를 검토'하는 것입니다.

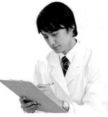

목 적
Objective

경골연장술 증례에 있어서

첨족예방장구의 효과를 알기 위한 것.

- 문자를 크게 하고, 문장의 양을 줄였습니다.
- 인상에 남는 이미지사진을 첨부하였습니다.
- 사진은 '사진소재 아시나리' (足成) (http://www.ashinari.com) 에서 입수.

Materials and Methods

- **Animal**
  - Fischer 344 male rat, age 9-11weeks
  - N=30
- **Model**
  - Bone defect of femur shaft fixed by uni-lateral ex. fix.
  - Size of gap: 1mm, 2mm, 3mm, 4mm, 5mm and 6mm
  - 5 rats were allocated to each group
- **Evaluation**
  - Radiological (2,4,6, and 8 wks)
  - Histological (8wks)

이 슬라이드의 주지

국제학회의 일반연제. 연구의 '재료와 방법'. 쥐의 대퇴골에 1~6 mm의 골결손을 작성하고, 어느 정도 결손이 있으면 골이 붙지 않는가를 검사한 기초연구.

- 문자뿐인 조목별 나열 슬라이드로 되어 있습니다.
- 문자의 크기와 색의 사용은 나쁘지 않지만, 내용이 길어서 읽을 마음이 생기지 않습니다.

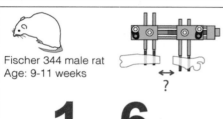

Fischer 344 male rat
Age: 9-11 weeks

?

1 - 6 mm
Sequential sized bone defect

- 정보량을 줄이기 위해서, 슬라이드를 2장으로 나눴습니다.
- 문자 대신에 일러스트로 표현하고, 문장의 양을 가능한 줄였습니다.
- 가장 중요한 '1~6mm에서 비교'한 점을 강조했습니다.

Six Groups of Bone Defect

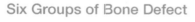

1mm　**2**mm　**3**mm　**4**mm　**5**mm　**6**mm
(n=5)　(n=5)　(n=5)　(n=5)　(n=5)　(n=5)

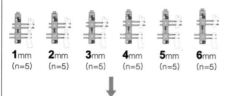

- Radiological (2,4,6, and 8 wks)
- Histological (8wks)

대 상

- 대퇴골골절 후의 비감염성 불유합 16 례
  - 골이식술 10 례
  - 분쇄술 6 례
- 불유합수술시의 연령 : 18~63세 (정중값 33세)
- 수상부터 본원에서 불유합수술을 받기까지의 기간 :
  6~41개월 (중앙치 18개월)

이 슬라이드의 주지

일반연제. '대상'의 제시. 대퇴골의 불유합 16례에 시행한 2가지 수술법을 비교하는 연구에서, 그 대상의 내역을 설명하고 있다.

- 문자가 적어서, 조목별로 나열한 슬라이드입니다.
- 다른 수치가 9개나 흩어져 있어서, 주목점을 알 수가 없습니다. 모든 수치가 중요한 걸까요?

대 상

대퇴골 불유합 **16**례 (33세)

- 골이식술 **10**례 (31.5세)
- 분쇄술 **6**례 (41.5세)

- 문자를 크게 하고 정보량을 줄였습니다.
- 하지만, 한 가지 안 좋은 점은 '다단계 조목별 나열'로 되어 있다는 것입니다. 그래서…

대퇴골 비감염성 불유합 **16**례

	골이식술	분쇄술
증례수	**10**례	**6**례

- '다단계 조목별 나열은 표로 하는' 테크닉을 사용했습니다.
- 2가지 수술방법의 증례수가 가장 중요하므로, 알기 쉽게 크고, 굵고, 진한 색으로 했습니다.
- 문자수가 다소 많아서 첫째 장에 중요한 '증례수'만 우선 보인 후에, 둘째 장에서 다른 정보를 정리하여 보이는 '예고테크닉'을 응용해 봤습니다.
- 첫번째 표를 남긴 채, 두번째 슬라이드로 이동하므로 연속된 정보로 볼 수 있습니다.

대 상

	골이식술	분쇄술
증례수	**10**례	**6**례
연령 (정중값)	31.5 례	41.5 례
수상시의 골절	개방 4례 폐쇄 6례	개방 3례 폐쇄 3례

대 상

이 슬라이드의 주지

일반연제. 새로운 수술방법을 시
행한 6례의 '대상'의 내역.

성별	연령	변형부위		원질환, 병태	교정방법	
		부위	방향		Ex.Fix.	Plate First
1 남	73	대퇴골 원위부	내반·신전	골절후 부정 유합		○
2 여	56	대퇴골 원위부	내반	경골교정골절술후, 변형	○	
3 남	50	대퇴골 원위부	내반	골절후 불유합		○
4 여	55	대퇴골 원위부	내반	골절후 부정 유합		○
5 남	72	경골 원위부	내반	골절후 부정 유합	○	
6 여	56	경골 원위부	내반	골연화증, 병적골절	○	

- 문자가 너무 작은 것이 최대 문
제입니다.
- 배경과 문자의 대비도 나쁩니
다. 전체적으로 가라앉아 있습
니다.

대 상

성별	연령	변형부위		원질환, 병태	교정방법	
		부위	방향		Ex.Fix.	Plate First
1 남	73	대퇴골 원위부	내반·신전	골절후 부정 유합		○
2 여	56	대퇴골 원위부	내반	경골교정골절술후, 변형	○	
3 남	50	대퇴골 원위부	내반	골절후 불유합		○
4 여	55	대퇴골 원위부	내반	골절후 부정 유합		○
5 남	72	경골 원위부	내반	골절후 부정 유합	○	
6 여	56	경골 원위부	내반	골연화증, 병적골절	○	

- 가능한 문자를 크게 했습니다.
- 문자가 눈에 띄도록 흰색 배경
으로 했습니다.
- 표의 괘선은 가능한 넣지 않고,
줄마다 색으로 구분했습니다.

대 상

- Sanders의 CT분류에서 Type II · III의 종골관절내 골절의 22례
  - 진입방법 : Extended lateral approach
  - 고정방법 : Calcaneal plate   14례
            Reconstruction plate   5례
            Kirschner wire   2례
            Cannulated screw   1례
- 골결손부의 충전재료 :
  - 자가골   9례. β-TCP 8례. HA   5례

이 슬라이드의 주지

일반연제. 연구의 '대상'이라고 내역. 종골골절 22례에서 피부를 직각으로 크게 자르고 정복고정하는 확대외측 접근이라는 치료를 했을 때의 치료성적에 관한 연구.

- 흔히 있는 전형적인 대상과 내역을 나타낸 슬라이드입니다. 회장의 뒤쪽에서도 읽을 수 있을까요?
- 많은 정보가 들어 있어서 보기가 어렵습니다.
- 잘 보면, '다단계 조목별 나열'로 되어 있습니다.

대 상

"확대외측 접근"으로 치료한

종골관절내 골절 22례

Type II 및 Type III
(Sanders의 CT 분류)

- 슬라이드를 분할하고, 문자를 크게 했을 뿐인데 이렇게 효과적입니다.
- '다단계 조목별 나열'을 '표'로 만들어 쉽게 비교할 수 있습니다.
- 슬라이드의 타이틀이 효과적으로 사용되고 있는 예입니다.

고정재료

Plate	Calcaneal plate	14 례
	Reconstruction plate	5 례
Wire or Screw	Wire	2 례
	Screw	1 례

골결손부의 충전재료

자가골		9 례
인공골	β–TCP	8 례
	HA	5 례

Patient Enrollment

Between December 2004 and January 2006, consecutive 650 patients at least 65 years old with hip fracture were entered to this cohort study.

- Inclusion Criteria:
  - Age 65 years or over
  - Hip fracture (femoral neck fx. or intertrochanteric fx.)
  - Written informed consent
- Exclusion Criteria:
  - Subtrochanteric femur fx.
  - Pathologic fx.
  - High-energy injury or polytrauma

이 슬라이드의 주지

국제학회에서의 일반연제. 고령자의 대퇴골근위부골절에 대한 다기관 대규모 코호트 연구. 대상이 된 환자의 설명.

- 읽기 어렵다고는 할 수 없지만, 문장의 양이 많고, 문자가 적습니다.

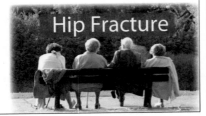

650 Patients — Dec. 2004 - Jan. 2006

Hip Fracture

- Inclusion Criteria:
  - Age 65 years or over
  - Hip fracture
  - Written informed consent

- Exclusion Criteria:
  - Subtrochanteric femur fx.
  - Pathologic fx.
  - High-energy injury or polytrauma

- 우선 정보를 줄이기 위해서, 슬라이드를 2장으로 분할했습니다.
- 중요한 '650명을 대상으로 한' 점을 크게 표시했습니다.
- 대상이 '고령자'라는 점을 이미지사진을 사용하여 인상적으로 나타냈습니다.
- 사진은 '123RF®' (http://jp.123rf.com)에서 구입.
- 채용기준을 눈에 띄게 하기 위해서, 액센트색인 빨강을 지정했습니다.

평가방법

LIPUS개시부터 1년이내에 골유합을
획득할 수 있는지의 여부를 렌트겐사진과
임상증상에서 판단한다.

이 슬라이드의 주지

일반연제. 골유합이 천연된 예를
LIPUS(초음파골절 치료장치)로 치
료했을 때에, 수술 없이 어느 정
도 치유되는가 하는 연구의 '평가
방법'.

- 읽기 어렵지는 않지만, 재미가
  없고 눈에 확 띄지 않는 슬라이
  드입니다.

LIPUS단독치료로 조사개시부터

1 년이내에 ?

골성유합을 획득할 수 있는지의 여부

Outcome

- 정보량을 더욱 줄여서 shape
  up. 그만큼 문자를 크게 했습
  니다.
- '평가항목'을 'Outcome'이라고
  영어로 표기함으로써, 일본어
  의 문자정보에 쉽게 눈이 향하
  도록 했습니다.

■예지인자 후보의 선정
기왕력의 유무와 보행능력소실의 관계

	Relative Risk	95%CI	P치
인지증	2.14	1.85 - 2.49	0.0001
정신질환	1.86	1.55 - 2.25	0.0001
마비성질환	1.82	1.48 - 2.25	0.0003
악성종양	1.48	1.14 - 1.92	0.0160
운동기장애	1.30	1.04 - 1.62	0.0261
청력장애	1.28	0.899 - 1.82	0.2281
심질환	1.15	0.916 - 1.45	0.2419
고혈압증	0.887	0.708 - 1.11	0.2841
신경질환	1.37	0.851 - 2.20	0.2841
호흡기질환	1.17	0.868 - 1.59	0.3309
신질환	1.22	0.845 - 1.75	0.3368
당뇨병	1.07	0.791 - 1.45	0.6624
시력장애	0.974	0.719 - 1.32	0.8631
고지혈증	1.02	0.596 - 1.74	0.9504

이 슬라이드의 주지

일반연제. 고관절의 골절이 생긴 1년 후에 보행능력이 회복되지 않은 경우, 어떤 인자가 관련되어 있는가를 조사한 연구. 그 중, 기왕력이 어떻게 영향을 미치는지를 상대리스크(Relative Risk)로 비교한 '결과'.

- 표는 대체로 보기 힘들지만, 이와 같이 항목이 여러 가지이면 보기가 더욱 힘듭니다.
- 상대리스크와 95% 신뢰구간, p치가 기재되어 있지만, 필요한 정보일까요?

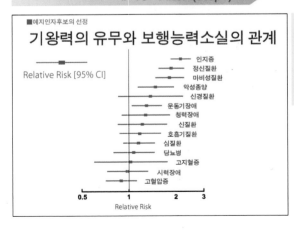

- 그래프로 하면, 이해하기가 매우 쉽습니다. 가능하면 '표' 보다 '그래프'로 합니다.
- 하지만, 항목이 많아서 아직 시인성이 좋지 않습니다. 그래서…

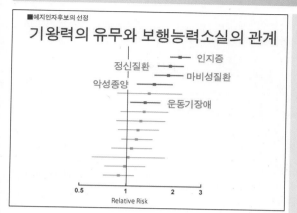

■예지인자후보의 선정

기왕력의 유무와 보행능력소실의 관계

- 유의한 (상대리스크의 범위가 1.0을 넘지 않는다) 항목만을 크게, 액센트색인 빨강으로 강조했습니다.
- 정보량을 줄이기 위해서, 유의한 항목 이외의 항목명은 삭제했습니다.
- #18 After (Step1)의 슬라이드와 연속적으로 보여 주면, 더 전달하기 쉬운 프레젠이 됩니다. '예고테크닉'입니다. Step1은 잠깐 보는 정도로 하고, 진짜 보여 주고 싶은 Step2에 시간을 할애합니다.

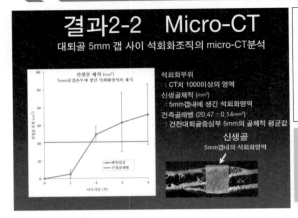

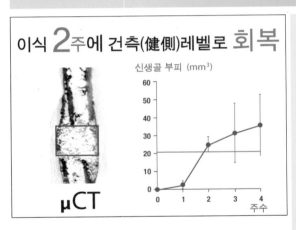

이 슬라이드의 주지

일반연제. 쥐의 대퇴골 골결손 모델에 세포를 파종한(달라붙은) 스캐폴드(생분해성 수지)를 이식하고, 석회화의 경과를 나타낸 '결과'.

- 그래프는 Excel만으로 작성한 것을 첨부했습니다.
- 문자가 적고, 문장의 양이 너무 많습니다.

- 문장의 양을 가능한 줄였습니다.
- 불필요한 타이틀을 삭제하고, 그래프가 전달하는 메시지를 크게 넣었습니다.
- 그래프는 Illustrator로 다시 만들고, '신생골 부피'의 설명은 구두만으로 하고 삭제했습니다. 상부의 메시지가 눈에 띄도록, 그래프의 선은 검정이 아니라 회색으로 만들었습니다.
- 사진은 white space를 만들기 위해서 흑백을 반전시켰습니다. 반전하지 않은 채로 사용한다면, 배경을 검정으로 하고, 문자나 선을 흰색으로 하면 보기 쉽겠지요.

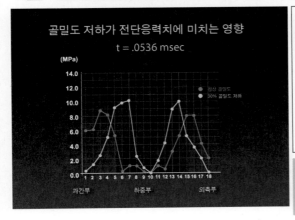

이 슬라이드의 주지

일반연제. 경골고평부골절(슬관절 내의 골절)의 발생 메커니즘을 유한요소해석법(수치 시뮬레이션)으로 검토했을 때의 그래프. 같은 조건에서 골밀도만 낮추면, 뼈에 가해지는 전단력이 크게 변화하는 것을 나타내고 있다.

- 나쁘지는 않지만, 그래프가 약간 작습니다. 그래프를 더 크게 표시해야 합니다.

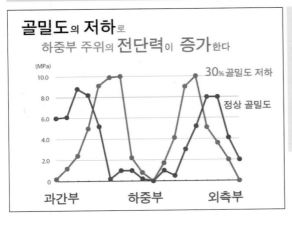

- 세로의 괘선은 없는 편이 낫습니다.
- 타이틀을 삭제하고, 그래프가 전달하는 메시지로 치환하여 강조했습니다.
- 횡축의 수치는 중요하지 않으므로 삭제하고, 대신 측정부위를 강조했습니다.

119

견관절 운동범위 :
수상 3주와 최종 운동범위의 비교

최종 견외전각도 (°)

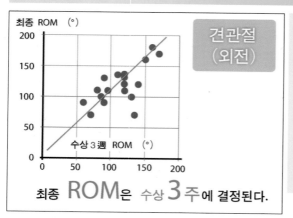

수상 3주의 견외전각도 (°)

일반연제. 상완골 근위단골절(견관절부의 골절)에서는 수상 3주의 운동범위에서 최종운동범위가 결정된다는 연구.

● 그래프는 Excel로 작성한 것을 그대로 사용했습니다.

최종 ROM (°)

견관절
(외전)

수상 3週 ROM (°)

최종 ROM은 수상 3 주에 결정된다.

● Excel로 작성한 그래프를, Illustrator로 다시 그린 것을 첨부했습니다.
● 상관성을 강조하기 위해서, 선형근사선을 넣었습니다.
● 타이틀을 붙이지 않고, 그래프의 결론을 단적으로 나타낸 메시지를 표시했습니다.
● 중요한 메시지 부분을 액센트색인 빨강으로 지정했습니다.

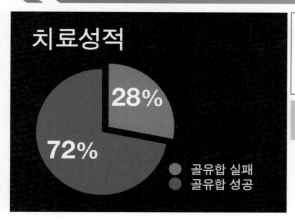

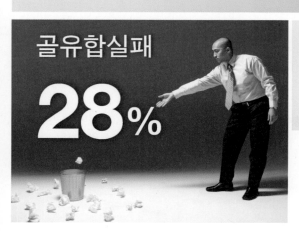

이 슬라이드의 주지

일반연제. 치료(골유합) 실패례와 성공례의 비율을 나타낸 '치료 성적'.

- 나쁘지는 않지만, 조금 임팩트를 주면…

- TED 컨퍼런스식으로 인상적인 사진을 사용했습니다.
- 사진은 'gettyimages®' (http://www.gettyimages.co.jp/)에서 구입. 제1장에도 등장했습니다 (그림 1-10과 동일).

(사진제공/Aidon/gettyimages)

121

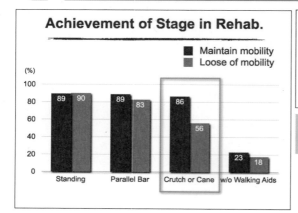

이 슬라이드의 주지

일반연제. 술후에 어느 레벨까지 회복되면, 골절 후 보행능력을 기대할 수 있는지를 나타냈다. 파랑띠가 유지군, 빨강띠가 비유지군.

- 나쁘지는 않지만, 더욱 연구 (그림 2-24와 동일).

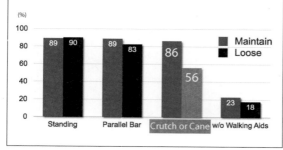

- #6과 같은 테크닉으로, 결론 부분을 강조했습니다. 알리고자 하는 숫자를 크게, 액센트색을 지정하여 눈에 띄게 했습니다.
- 액센트색인 빨강 이외는 검정과 회색으로 표현하여, 자연히 빨강에 주목하게 됩니다.

치료성적

- 경과관찰 12년동안에 재발증례는 없다
- 골결손량 3.6~33cm (평균 10.4cm)
- 외고정기 장착기간 11~40개월
- 수술횟수 타원의 평균 5.6
            본원의 평균 2.5
- 보행능력 전례 지팡이 없이 보행이 가능

이 슬라이드의 주지

#25와 같은 연구, 감염성 불유합에서는 감염된 골을 모두 절제한다. 슬라이드 속의 '골결손량'이란 절제한 범위를 나타낸 것이다. 감염을 진정시킨 후에 '골연장술'이라는 테크닉으로, 손실된 골을 재건하는데, 그 때문에 외고정기를 장기간 장착하는 것이다. 감염을 진정화시키기 위한 수술의 횟수, 최종적인 환자의 보행능력을 나타내고 있다.

- 문자가 커서 비교적 보기 쉬운 슬라이드로, 나쁘지 않지만, 뒷사람까지 더 잘 보이게 하고 싶습니다.
- 왼쪽 아래의 시설로고는 불필요합니다.

① 골결손량

3.6 ～ 33 cm
(평균 10.4 cm)

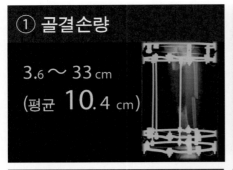

② 외고정기 장착기간

11 ～ 40 개월
(평균 15 개월)

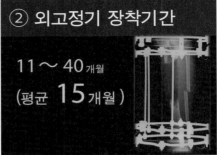

③ 평균수술횟수

타원 5.6 회
본원 2.5 회

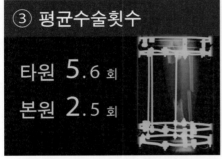

④ 최종 보행능력

전례
"지팡이 없이 보행"

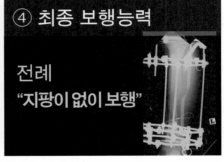

⑤ 골수염의 재발률

0 %

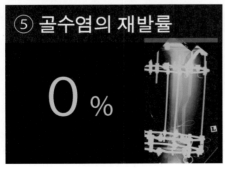

- 항목을 5가지로 분할했습니다.
- 실제로 절제된 골의 양을 보고 알 수 있는 X선사진과 마지막으로 재건된 골의 X선사진을 첨부했습니다. 수치뿐인 것보다 훨씬 구체적입니다.

감염성 불유합

골수염의 형태적 분류
The Cierny-Mader staging system

CLASSIFICATION

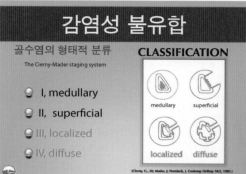

🟢 I, medullary

🟢 II, superficial

🟢 III, localized

🟢 IV, diffuse

(Cierny, G., III; Mader, J; Penninck, J. Contemp Orthop 10:5, 1985.)

이 슬라이드의 주지

감염성 불유합의 패널토의로 사용. 골수염은 형태적으로 4stage로 분류하는데, 감염성 불유합은 stageIII과 IV가 되어 있는 것을 나타냈다.

- 템플릿은 멋있지만, 슬라이드는 보기가 힘듭니다.
- 왼쪽 문자열과 오른쪽 슬라이드 내에 같은 용어가 반복해서 등장하고 있습니다.
- 왼쪽 아래의 시설 로고도 불필요합니다.

골수염의 형태분류

I   III
medullary   local

II   IV
superficial   diffuse

The Cierny-Mader Staging System

골수염의 형태분류

"감염성 불유합"

III
local

IV
diffuse

The Cierny-Mader Staging System

- '분류의 설명'과 '감염성 불유합의 설명'을 나누고 슬라이드 내의 문자와 정보량을 줄였습니다.
- 원 도표의 배경이 흰색이므로, 슬라이드를 흰색배경으로 하면 white space를 충분히 확보할 수 있습니다.

핀형과 링형 창외고정의
치료성적 비교

- 핀형 외고정기
  - 불유합 발생률은 6~41%
  - 부정 유합의 발생률은 0~50%

- 링형 외고정기
  - Type C의 open 이외는 골유합 양호
  - 시상면의 부정 유합은 약 30%
  - 족관절 배굴제한이 약 70%

이 슬라이드의 주지

일반연제. 핀형 외고정기와 링형 외고정기에 의한 '치료성적'의 차이를 정리한 슬라이드. #4와 같은 연구.

- 그렇게 나쁘지 않지만, 문장의 양이 많습니다.
- 잘 보십시오. '다단계 조목별 나열'이 되어 있습니다.

- '다단계 조목별 나열은 표로 한다'는 테크닉을 사용했습니다.

치료성적의 비교

	핀형	링형
불유합발생률	6 ~ 41%	골유합 양호
변형유합	0 ~ 50%	약 30%
족관절 배굴제한	보고없음	약 70%

장골골이식의 이점과 문제점

이점

- 생물활성이 있는 세포 (osteoinductive, osteoconductive) 가 신속히 불유합부위에 도달한다.
- 면역학적인 문제나 바이러스감염의 문제가 없다.
- 이식골편이 지지성을 준다.

결점

- 심부감염, 골수염, 혈종, 신경손상, 혈관손상, 의원성 장골이나 천장관절의 손상, 동통의 지속, 출혈, 골반불안정성, 미용상의 문제라는 합병증이 10%정도 생긴다.

Jones CB and Mayo KA: Nonunion Treatment: Iliac Crest Bone Graft
Technique, J Orthop Trauma, 2005.

이 슬라이드의 주지

일반연제. 장골이식의 이점과 문제점을 기술한 문헌의 인용.

- 문자가 작아서 보기 힘들고, 문자수가 너무 많습니다.
- 문자와 배경의 대비도 나쁩니다.

Jones CB and Mayo KA: J Orthop Trauma, 2005.

이 점

- 생물활성이 있는 세포의 도입
- 거부반응 · 바이러스감염 （-）
- 이식골편에 의한 지지성

결 점

- 약 10%의 합병증

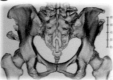

- 문장의 설명은 그만두고, 키워드만을 발췌.
- '유/무' '양성/음성'은 기호(+−)를 사용하여 문자수를 줄이는 방법도 있습니다.
- 문자사이즈를 크게 했습니다.
- 강조하려는 부분을 액센트색인 빨강으로 했습니다.
- 전형적인 합병증의 이미지사진을 추가했습니다.

고찰①

초발전이부위 : 일반적인 연부육종

폐전이가 압도적

Table 5. Localization and time to diagnosis of first metastasis in the commonest histotypes in soft tissue sarcoma

Histotype	Total	Pulmonary	Skeletal	Soft tissues	Lymph nodes	Multiple	Months to diagnosis median (range)
MFH	70	54	4	7	2	3	9 (0-93)
Leiomyosarcoma	29	15	1	1	3	8	12 (0-85)
Rhabdomyosarcoma	12	3	0	1	4	4	4 (0-36)
Synovial sarcoma	19	14	0	2	2	1	12 (0-144)
Nerve tumor	10	6	1	1	1	1	20 (6-153)
Soft tissue sarcoma, unclass.	12	8	0	0	1	3	4 (0-139)

(Gustafson P, Acta Orthop scand, 1999)

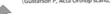

점액형 지방육종인 경우 · · · ·

「54∼94%」 점액형 지방육종인 경우

(加藤팀 2008 中部整災誌)

일반연제. '일반적인 연부육종은 폐전이가 많지만, 점액형 지방육종에서는 폐외전이가 선행한다'는 '문헌적 고찰'.

- 표가 너무 작아서 읽을 수가 없습니다.
- 양 화살표로 표와 문장을 대비시킬 생각이었던 것 같은데, 잘 표현하지 못했습니다.

연부육종의 초발전이

	총수	폐전이	폐외전이
MFH	70	54	16
Leiomyosarcoma	28	15	13
Rhabdomyosarcoma	12	3	9
Synovial sarcoma	19	14	5
Nerve tumor	10	6	4
Soft tissue sarcoma, unclass.	12	8	4

(Gustafson P. Acta Orthop Scand. 1999)

- 3장의 슬라이드에 나누어 설명했습니다.
- 슬라이드1은 슬라이드2를 나타내기 위한 '예고테크닉'입니다.
- 슬라이드3은 결론만을 정리하여, 메시지가 잘 전달됩니다.
- 슬라이드4는 슬라이드3과 내용은 똑같으며, 검정배경으로 한 변형입니다.

연부육종의 초발전이

	총수	폐전이
MFH	70	77 %
Leiomyosarcoma	28	54 %
Rhabdomyosarcoma	12	25 %
Synovial sarcoma	19	74 %
Nerve tumor	10	60 %
Soft tissue sarcoma, unclass.	12	67 %

(Gustafson P. Acta Orthop Scand. 1999)

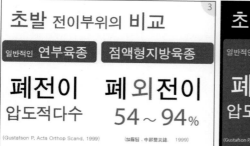

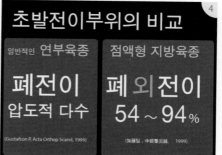

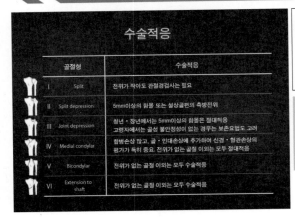

이 슬라이드의 주지

강연. 경골고평부골절(슬관절내의 골절)에 대한 골절형별 '수술방법'을 설명한 도표.

- 한번 훑어보기는 하지만, 문자가 작아서 보기 힘듭니다.
- 일러스트도 작아서 효과를 보지 못하고 있습니다.

Type I
Split

전위가 작아도

관절경은 필수

- 대담하게 표는 그만두고 하나씩 분할하여 크게 표시했습니다. 일러스트도 효과를 발휘하고 있습니다.
- 중요부분에는 큰 문자와 액센트 색을 사용했습니다.
- 지면 관계상, Type I ~ III까지 게재했습니다.

Type II
Split depression

$5_{mm이상}$의 함몰

또는 설상골편의 측방전위

Type III
Joint depression

청년·장년에서는 $5_{mm이상}$

고령자에서는 보존요법도

결 론

· 고ADL군에 있어서 수상 후 6개월에서 ADL상실의
예지인자는,

　　1) 인지증, 마비성상실의 기왕

　　2) 고령

　　3) 술후 재활치료에서 지팡이 보행을 달성
하지 못했다.

이 슬라이드의 주지

일반연제. 고관절골절(대퇴골경부·
전자부골절) 환자에 관한 연구. 골
절 전에는 걸었던 사람이 수상 6
개월 후에는 걸을 수 없게 된 원인
이 무엇인지를 조사한 '결론'.

- 그렇게 나쁘지 않지만, 아직 문
  장의 양이 많고, 너무 작습니다.
- 임팩트가 부족합니다.

보행능력 상실의
"예지인자"

- 인지증, 마비성질환
- 고령
- 지팡이 보행 미달성

　　　　　　　결 론

보행능력 상실의
"예지인자"

- 고령
- 인지증, 마비성질환
- 지팡이 보행 미달성

　　　　　　　결 론

- 검정배경과 흰색배경으로 각각 만들어 보
  았습니다.
- 이 정도로 간결하게, 그리고 큰 사이즈의
  문자로 하는 것이 중요합니다.

결 론

LIPUS로 치료효과를 얻기 힘든 골절은, ① 위축형 불유합, ② 골절부에 불안정성이 있는 것, ③ 주골편 사이의 간극이 큰 것이다.

일반연제. 연구의 '결론'.

- 읽기 쉽고, 문장의 양도 그다지 많지 않습니다.
- 쓸데없는 내용이 기술되어 있지 않고, 목적에 합치되는 결론이므로, 나쁘지 않습니다.
- 단, 메시지성이 상당히 약한, 재미없는 슬라이드입니다.

불안정성
큰 골편간극
위축성 불유합

불유합수술을 "우선" 해야

CONCLUSION

- 프롤로그에 등장하는, 상을 받은 학회에서 사용한 슬라이드 (그림 1-6과 동일).
- 감히, 목적부터 먼저 밝힌 후, claim [주장] (제4장-2, p138)을 결론지었습니다.
- 박스로 묶은 3가지 요소가 있는 것은 수술을 해야 한다는 결론으로 연결되어 있습니다. 구두 설명이 없어도 한 눈에 대략적인 의도가 전달됩니다.
- 일본어로 발표했지만, 굳이 '결론(結論)'이라고 하지 않고, 'CONCLUSION'이라고 함으로써, 일본어 문자에 주목하게 하는 효과를 노리고 있습니다.

제 4 장

논리적으로 생각한다

일본인은 아무래도 논리적으로 사물을 설명하는 것이 서툰 것 같습니다. 여기에는 일본인을 지배하는 '마음의 습관'이 영향을 미치는 것 같은데(상세한 내용은 후에 기술), 연구발표나 토론에서는 논리정연하게 의논이나 사고를 진행해야 합니다. 논리적으로 생각하기 위한 툴로서, 툴민 모델이 있습니다. 이것에 의하면 logic의 기본은 'claim', 'data', 'warrant'의 3가지로 이루어집니다. 이 장에서는 간단한 논문을 예로 들어, 논리적으로 생각한다는 것이 어떤 것인지에 관해서 해설하겠습니다.

1 어느 학회장의 광경

졸업하고 불과 3~4년째의 일이었을까요? 국내의 골절치료에 관한 연구회에서의 광경입니다. 대퇴골전자간골절(고관절부의 골절) 치료에 관한 세션이었습니다. Sliding hip screw 라는 골절을 고정시키는 임플란트의 치료성적을 젊은 의사가 발표하고 있었습니다. Sliding hip screw는 플레이트에 연결한 두꺼운 screw로 고정하는 임플란트(고정재료)입니다. 당시는 그 때까지 주류였던 Ender nail법과 새로운 고정재료인 Sliding hip screw법이 수술치료의 수좌를 다투고 있던 무렵이었습니다.

강단에 선 젊은 의사는 이 새로운 고정재료를 사용하여, 좋은 치료성적을 얻을 수 있다는 내용을 발표했습니다. 발표 후의 토론이 끝나갈 무렵에, 한 베테랑의사가 일어서서 회장내의 마이크로 향해 갔습니다. '나는 이런 골절은 Ender로 전부 치료할 수 있다!'고 한 마디만을 한 채, 본래의 좌석으로 돌아갔습니다. 젊은 의사는 반론도 하지 못하고 안절부절했습니다. 토론시간도 얼마 남아 있지 않아서, 의장은 연설자에게 발표의 예를 갖춘 후, 다음 연제로 진행했습니다.

'연구회란 것이 무서운 곳이로구나'라고 생각했지만, 이런 토론이라면 연구회를 하는 의미가 없지 않을까 하고, 상당히 불쾌했었습니다. 그 때로부터 20년 이상이 지나서, 현재의 연구회나 학회에서 이와 같은 토론풍경을 본 적은 없지만, 아무래도 우리들 일본인은 논리적으로 사물을 전달하는 것이 서툰 것 같습니다. 이 원인으로, '고교생을 위한 논리사고 트레이닝'(筑摩書房)의 저자인 橫山雅彦 교수는 다음과 같이 기술하고 있습니다. 조금 길지만, 인용하겠습니다.

의외의 말일지도 모르겠지만, '의논이 서툰 것'과 '영어를 못하는' 것은 거의 같은 의미이다.

미국인과 대화를 한 적이 있는 사람이라면, 한번쯤은 '왜입니까?', '어떻게?' 등의 질문공세를 당해서, 입을 닫아버린 경험이 있을 것이다.

"키무타쿠는 멋있어요."

"어떻게 멋있습니까?"

"UFO는 실재한다고 생각합니다."

"왜 그렇게 생각합니까?"

이쪽이 어떤 발언을 할 때마다, 그 이유를 추궁받고, 대답이 궁해진 경우가 종종 있다. "어째서 미국인은 그렇게 이론만 내세우는 걸까?"라고 질려버린 적은 없는가?

"어떻게 키무타쿠는 멋있는가?", "UFO는 어떻게 실재하는 것일까?"라고 미국인에게 질문을 받고, 대답이 궁해져서는 '의논'이나 '토론' 등을 할 수가 없다. '의논'이나 '토론'의 '론'이란, '논리(logic)'를 말하지만, 본래 '논리적'은 '영어적'과 동의어이기 때문이다.

실은 '논리'라는 말은 logic의 번역어로서, 메이지(明治)기에 생긴 새로운 일본어라는 것을 알고 있을 것이다. 따라서 '의논'이나 '토론', '논문' 등이라는 말도, 당연히 메이지 이전의 일본에는 존재하지 않았다.

어떤 말에도 2가지 룰이 있다. '눈에 보이는 룰'과 '눈에 보이지 않는 룰'이다. 눈에 보이는 룰이란, '문법'이며 '신택스(syntax : 구문)'이다. 그리고 눈에 보이지 않는 룰이란, 그 구문을 지배하는 '마음의 습관'이라고도 할 만한 무의식적인 사고양식이며, 의사소통의 패턴이다. 또는 '설득의 방법'이라고도 할 수 있겠다.

모든 언어에는 그 언어 특유의 마음의 습관이 있다. 언어의 수만큼, 마음의 습관이 있다고 해야 할 것이다. 'logic'이란 영어의 마음의 습관인 것이다.

(横山雅彦 '고교생을 위한 논리사고 트레이닝' 筑摩書房, 2006, p15-17에서 인용)

이 후, 横山씨는 일본어와 영어를 대비시키면서, 진짜 의미의 'logic'이란 무엇인가를 설명하고 있습니다. 그 중심이 되는 것이 툴민 모델입니다.

영국의 분석철학자 스티븐 툴민(Stephen Edelston Toulmin)은 실사회의 의논형태를 분석하여 논증모델을 제창했습니다. 이것을 툴민 모델이라고 합니다.

툴민 모델에 의하면, logic의 기본은 claim, data, warrant의 3요소(C·D·W)로 이루어집니다. 일본어에서 claim은 '불만, 고충'의 의미로 사용되지만, 이것은 일본어식 영어입니다. 영어의 claim은 '(근거나 증거가 없는) 주장'을 의미합니다. data는 '(주장의 내용을 뒷받침하는) 사실', warrant는 '(제시한 사실이 왜 주장의 내용을 뒷받침하는가의) 정당한 논거'의 의미입니다.

뭔가를 claim[주장]하는 경우에는 data[사실]을 나타내고, 또 그 data[사실]가 왜 claim[주장]의 뒷받침이 되는가를 나타내는 warrant[논거]를 기술함으로써, 비로소 하나의 의견이 됩니다. 이것을 툴민의 3각logic이라고 합니다.

툴민 모델에서는 또 backing, qualifier, rebuttal이라는 3요소(B·Q·R)가 있습니다. backing는 '(warrant를 강화하는) 뒷받침', qualifier는 '(claim이 어느 정도 확실한 것인지 상대적 강도를 나타내는) 한정', rebuttal은 '(claim에 대한) 반증·예외'를 의미합니다.

복잡하고 까다로운 툴민 모델의 6가지 구성요소를 여기에 정리해 보았습니다.

- C 논리(claim)　[주장]
- D 논리(data)　[사실]
- W 논리(warrant)　[논거]
- B 논리(backing)　[뒷받침]
- Q 논리(qualifier)　[한정]
- R 논리(rebuttal)　[반증·예외]

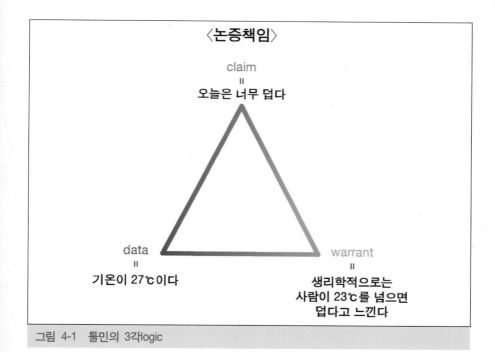

그림 4-1 툴민의 3각logic

구미인의 생각은 이 논리사고에 따르고 있습니다. 일본인은 문화적 배경 때문에 '알고 있는 것을 말하지 않는' 것이 미덕이라고 생각하는 경우가 많은 것 같습니다. 일본인의 아이덴티티와 관련된 것으로, 덮어놓고 다 구미를 숭배하는 것은 그만두어야 한다고 생각하지만, 토론의 장인 학회나 연구회에서는 가능한 논리적으로 얘기하지 않으면 토론 그 자체가 성립되지 않습니다.

TV토론회가 착실한 토론이 되지 않는 것은, "claim[주장]만 기술하고, data [사실]과 warrant[논거]의 제시가 행해지지 않기" 때문입니다. claim은 '(근거나 증거가 없는) 주장'을 의미한다고 기술했습니다. 근거나 증거가 없는 주장을 서로 주고받아도, 건설적인 토론이 될 리 없습니다. 글쎄, TV토론회는 프로그램으로서 재미를 추구하다 보니, '논리'가 아니라 '감정' 표현을 즐기느라 그럴 수도 있겠지요. 그러나 학회나 연구회에서는 발표자가 확실히 논리적으로 말해야 하는 것은 물론, 발표에 대한 질문도 확실한 논리를 구축한 질문이어야 합니다. 그러나 학회나 연구회에서 TV토론회를 방불케 하는 claim[주장]만을 기술하는 사람이 있습니다.

　툴민 모델에 의한 논리사고를 매우 간단히 설명했지만, 왠지 어려운 것 같다고 생각하는 사람도 많으리라 생각합니다. 그래서 구체적인 예로 설명하겠습니다.

　동료인 小林 誠선생님이 발표한 논문(Kobayashi M et al : J Orthop Trauma 24 : 212-216, 2010)을 툴민 모델로 분석해 보겠습니다. 정형외과를 전문으로 하지 않는 사람이라도 이해할 수 있도록, 조금 자세히 설명했습니다. 전문가에게는 답답하게 느껴질 수도 있겠지만, 양해해 주십시오.

· · · · · · · · · · · · · · · · · ·

　논문의 개요를 우선 설명하겠습니다. 상완골골간부골절(상완의 중앙부에서의 골절)의 외과적 치료에는 주로 골수강내 금속정 고정법과 플레이트 고정법이 있습니다. 골수강내 금속정 고정법이란 골수강내 금속정이라는 금속막대를 수내강(장관골의 가운데 구멍)에 관통해서 고정시키는 방법입니다. 플레이트 고정법은 금속 플레이트를 골의 표면에 대고 screw로 고정시키는 방법입니다. 또 플레이트 고정법에는 피부를 크게 절개하고 근육도 크게 나누어 골의 표면에 딱 대는 종래의 고정방법과, 어깨와 팔꿈치 근처의 피부를 조금만 절개하고 그 절개부로 플레이트를 살짝 넣는 MIPO(minimally invasive plate osteosynthesis : 최소 침습 플레이트 고정법) 법이 있습니다.

　정리하면, 상완골골간부골절의 수술치료법은 다음의 3종류입니다.

> ① 골수강내 금속정 고정법
> ② 피부를 크게 절개하고 고정시키는 종래의 플레이트 고정법
> ③ 피부를 작게 절개하고 고정시키는 MIPO법

　고바야시(小林) 선생님의 논문은 '상완골골간부골절을 MIPO법으로 수술하면, 술후 견관절과 주관절의 운동범위(관절이 움직이는 범위)의 회복이 빨라서 좋습니다'라는 claim[주장]의 증례집적(케이스시리즈)입니다.

　data[사실]는 이 논문의 결과입니다. MIPO법으로 치료한 연속적인 14례에서, 술후의 운동범위를 계측하고 있습니다. 그 결과, 운동범위가 정상까지 회복하는 데에 걸리는 일수의 정중값은 '어깨에서 19일, 팔꿈치에서 60일'이었습니다. 이 data[사

실]에서 claim[주장]하고 싶은 이유입니다. 연구 결과인 '어깨에서 19일, 팔꿈치에서 60일'만으로는 과연 빠른 회복인지의 여부를 알 수가 없습니다. 다른 2가지 치료법 (골수강내 금속정법과 크게 절개하는 종래의 플레이트 고정법)으로 어느 정도 빨리 어깨나 팔꿈치의 운동범위가 개선되는지를 알 수 있으면, 그것을 warrant[논거] 로 들 수 있습니다. 예를 들면, 골수강내 금속정법에서는 '어깨에서 19일, 팔꿈치에서 60일'이라는 보고가 있으면, 여기에 비하면 어깨의 기능회복이 빠르다고 할 수 있을 것입니다. 그러나 유감스럽게도 조기회복에 관한 논문이 과거에는 없습니다. 지금까지의 논문에서는 대략 수상에서 1년 정도 경과된 시점에서 최종운동범위가 아웃컴으로 보고되어 있기 때문입니다.

반대로 말하면, 그의 논문의 참신함은 어느 정도 조기에 회복했는가를 나타내는 것에 있는 것입니다. 직접 비교하는 데이터가 없으므로, warrant[논거]로서, 우선 '골수강내 금속정에서는 어깨에서 골수강내 금속정을 삽입하므로, 술후 어깨기능 에 문제가 남는다, 그러니까 조기의 운동범위 회복이 어렵'고 기술하고 있습니다. 이어서, '종래의 플레이트 고정법에서는 크게 피부와 근육을 절개하므로 침습 이 크다'고 설명하고 있습니다. 침습이 커서 관절기능에도 문제가 남는다는 의미입니다(거기까지 쓰지는 않았지만). MIPO법에서는 소절개이므로 인접관절에 대한 부담이 적고 조기 운동범위 회복을 기대할 수 있다는 논지가 됩니다. 이것으로 일단, 툴민의 3각logic 모델이 완성되었습니다(그림 4-2). 논리로서는 OK입니다.

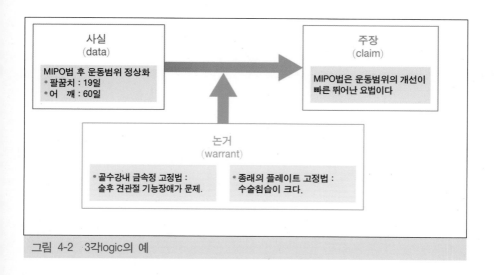

그림 4-2　3각logic의 예

여기부터는 B·Q·R논리로 logic을 확실히 구축해 갑니다. B논리는 backing[뒷받침]입니다. 뒷받침으로서, '골수강내 금속정에는 문제가 있으니까 플레이트가 좋다(Niall팀의 논문)' '재수술률이나 어깨의 기능장애로 플레이트 고정이 골수강내 금속정 고정보다 뛰어나다(Bhandari팀의 메타분석 결과)'를 예로 들고 있습니다. 또 플레이트 고정에 관해서도 '소절개의 MIPO법으로 상완골골절을 고정할 수 있다(Livani팀이나 Apivatthakakul팀의 논문'도 인용하고 있습니다. 이 팀의 Peer Review된 논문을 뒷받침으로 사용한 셈입니다. warrant[논거]에 대한 backing[뒷받침]로는 우선 이것으로 충분하겠지요.

논리사고에서는 rebuttal[반증·예외]를 나타내는 것도 claim[주장]을 지지하기 위해서 필요합니다. 이 논문에서는 '원위골편의 길이가 너무 짧으면 플레이트로 확실히 고정할 수 없어서, 적어도 3개의 screw로 원위골편을 고정할 수 없으면 claim[주장]은 성립하지 않습니다'라고 기술하고 있습니다. 이것이 rebuttal[반증·예외]에 해당합니다.

마지막으로 qualifier[한정]입니다. 이 논리는 어느 정도 확실한지를 기술하면, 논증으로는 거의 완벽합니다. 본 논문에서는 마지막으로 다음의 내용이 들어 있습니다.

> "Importantly, if patients are operated on early and their fracture is given enough stability to allow early ROM exercise, shoulder and elbow joint would have no time to be frozen"
>
> (직역 : 중요한 점은, 수상부터 빠른 시기에 수술이 가능하여, 조기 운동범위 훈련을 할 수 있을 정도로 확실히 골절을 고정할 수 있다면, 어깨나 주관절은 구축을 일으키지 않을 것이다)

일본어에서는, 이 문장에서 qualifier[한정]의 정도가 확실하지 않지만, 영어에서는 마지막의 would에서 어느 정도 확실한지를 정성적으로 기술하고 있습니다. would의 확실함은 대개 70~80%로 보고 있습니다. 이것으로, C·D·W·B·Q·R논리의 모든 것이 갖추어졌습니다(그림 4-3).

『지니어스영어 (제4판)·일영 (제3판) 사전』(로고비스타사)에 의하면,

- 90% 이상의 확실함 : inevitably, necessarily, definitely, unquestionably, certainly, undoubtedly
- 50% 이상 90%까지의 확실함 : likely, presumably, doubtless, probably
- 50% 내지 그 이하의 확실함 : maybe, perhaps, conceivably, possibly (maybe 〉 perhaps 〉 possibly)

일본물리학회 (편집)『과학영어논문의 모든 것』(丸善)에 의하면,

- most likely 〉 probably 〉 perhaps 〉 possibly may 〉 might 〉 can 〉 could

4 학회·연구회에서의 발표와 토론

C·D·W·B·Q·R논리의 모든 것이 갖춰진 논리를 prima facie라고 합니다(그림 4-3). prima facie는 법률용어이기도 하며, "apparently correct ; not needing proof unless evidence to the contrary is shown(확실히 맞는 것 ; 반증이 나타나지 않는 한, 증거를 나타낼 필요가 없는 정도"라는 의미가 됩니다. 연구성과의 발표는 뭔가 주장하는 것입니다. 논문을 예로 들어서 툴민 모델에 의한 논리적 사고를 설명했지만, 발표에서도 마찬가지입니다. 학회나 연구회의 발표는 prima facie를 지향해야 합니다. 최소한 C·D·W논리를 구축하여 발표에 임하면, 무슨 얘기를 하는지 모르겠다는 발표는 되지 않습니다.

C·D·W·B·Q·R논리를 정리해 두면, 발표 내용을 정리할 수 있을 뿐 아니라, 질문에도 정확하게 대답할 수 있을 것입니다. data[사실]와 warrant[논거]가 갖추어져 있는 발표인 경우, claim[주장]이 직접 공격받는 듯한 질문은 있을 수 없습니다. 그렇게 하면 TV토론회와 같은 '감정'을 서로 주고받게 되니까요. 만일, 발표 후에 당신의 claim[주장] 그 자체를 직접적으로 부정하는 질문을 받으면, '어떤 데이터와 근거에서 그와 같은 질문(주장)을 하시는 겁니까?'라고, 반대로 질문자에게 data[사실]와

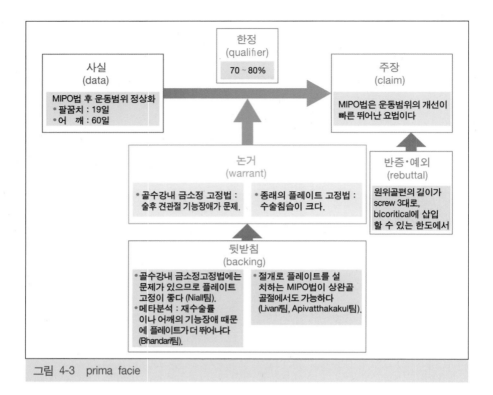

그림 4-3   prima facie

warrant[논거]의 제시를 요구하여 '배로 갚으면' 됩니다. 올바른 질문은 data[사실]나 warrant[논거]에 대해서 행해져야 합니다.

data[사실]나 warrant[논거]의 미비한 점을 지적당한 경우에는 발표자는 진지하게 대답할 의무가 있습니다. data[사실]에 관해서는 발표자가 가장 잘 알고 있으니까, 대답할 수 있을 것입니다. 젊은 연구자나 의사가 발표에서 쩔쩔매는 경우가 있습니다. 지식이나 경험이 적어서 어쩔 수 없는 면도 있지만, 그렇게 되지 않기 위해서, backing[뒷받침]을 발표 전부터 확실히 구축해 두는 것이 중요합니다. 그와 동시에 자신의 연구결과에 rebuttal[반어·예외]가 있다면, 어떤 경우인지를 파악해 두는 것도 중요합니다. 또 연구결과는 어느 정도 믿을 수 있는 것인지 qualifier[한정]도 생각해 두어야 합니다. 최근 논문에서 연구의 "limitation(제한)"을 쓰게 된 것은 바로 qualifier[한정]를 나타내라는 것입니다.

가르 레이놀즈씨의 『심플 프레젠』이나 TED 컨퍼런스의 프레젠을 배우고, '정보량을 최대한 쥐어짜서, 인상적인 사진과 짧은 프레이즈에 의한 슬라이드를 사용한 프레젠'을 학회발표에 가지고 감으로써, 지금까지보다 알기 쉽고 재미있는 발표를 할 수 있으리라 생각합니다. 이해하기 쉬운 프레젠의 테크닉에 관해서는 제1~3장에서 상세히 설명했습니다. 여기에 쓰여 있는 테크닉을 이용하여, 우리들의 프레젠은 '파워포인트에 의한 죽음'을 면하고 현저하게 개선될 것입니다.

그러나 여기에서 주의해야 할 것은 학회나 연구회에서 오리지널 연구성과의 발표는 청중의 '감정'에 호소하여 보다 이해하기 쉽게 전달하는 기술과 더불어, 연구 그 자체가 확실한 '논리'로 구축되어 있는 것이 중요하다는 것입니다. 제4장에서는 그 점을 전달했습니다.

아무래도 우리들 일본인은 일본어라는 언어환경 때문에, 구미인의 마음의 습관인 'logic'을 능숙하게 사용하는 것이 어려운 것 같습니다. 이것은 언어로서 일본어가 영어에 뒤떨어진다는 의미가 아닙니다. 학회나 연구회의 발표나 토론에서는 logical하게 생각하는 수법이 매우 편리하다고 생각합니다. 우리들 일본인은 논리사고가 서툴다는 점을 충분히 의식하면서, 학회나 연구회의 프레젠을 준비하고, 발표·토론하는 것이 중요하다고 생각합니다.

다음 장부터는 연구, 특히 임상연구를 진행함에 있어서, 어떤 점에 주의해야 할 것인지에 관해서 생각해 보고자 합니다.

제 5 장

연구계획 :
이것만 정리하면 합격라인

우수한 연구를 하기 위해서는 연구계획을 세우는 것이 중요합니다. 임상연구에서는 '가설탐색적 연구'와 '가설검증적 연구'의 2가지를 구별해야 합니다. '가설탐색적 연구'란 일종의 작업가설을 찾기 위한 연구이며, '가설검증적 연구'란 문자 그대로 가설을 검증하기 위한 연구입니다. 임상연구에는 '기술적 연구'와 '분석적 연구'가 있습니다. 후자는 또 '관찰연구'와 '개입연구'로 나뉩니다. 연구계획을 세우는데는 이 기초지식들이 필수가 됩니다. 또 '가설검증적 연구'에서는 통계학적 검정이 필요합니다. 이 장에서는 연구디자인의 이해를 중심으로 공부하겠습니다.

1 연구목적

A 무엇을 밝히고자 하는가?

모든 임상연구는 어떤 임상적 의문점에 대한 해답을 찾는 것이 목적입니다. 따라서, 연구계획의 첫 걸음은 무엇을 확실히 하고자 하는가? 하는 목적을 명확히 하는 것입니다.

B 가설탐색적 연구와 가설검증적 연구

임상연구에는 가설탐색적 연구(간단히 탐색적 연구라고도 한다)와 가설검증적 연구가 있습니다.

가설탐색적 연구란, 사전에 특정한 가설을 준비하지 않고, 얻게 된 데이터 중에서 어떤 규칙적 관계나 새로운 연구가설을 귀납적으로 발견하는 것에 중점을 둔 연구법입니다. 증례집적(케이스시리즈) 등은 일상진료의 경험에서 작업가설(=한층 더 연구를 하는 기반으로 삼기 위해서 잠정적으로 받아들이는 가설)을 이끌려고 하는 것이므로, 가설탐색적 연구로 분류됩니다. 이에 반해서, 가설검증적 연구란, 사전에 검증해야 할, 또는 반증해야 할 가설을 준비하고, 얻게 된 데이터에서 그 가설이 옳은지의 여부를 판단하는 연구입니다.

가설탐색적 연구는 일종의 연구가설을 발견하는 것에 중점을 두고 있습니다.

간단히 말하면, 어떤 가설을 설정하기 위해서 데이터를 수집하는 것이 주목적이 됩니다. 단, 너무 무계획적인 데이터 수집은 '공은 많이 들고 보람은 적은' 경우가 되어 버립니다. 그 때문에, 연구계획을 세울 때에, 참고가 되는 연구결과나 일상진료에서 얻은 경험에서, 어느 정도 정성적인 예상이나 이론을 설정해 두어야 합니다. 대부분의 임상연구의 스타트지점은 환자를 치료하는 매일의 임상 속에서, 그 치료성적을 평가하는 것에서 시작됩니다. 이렇게 하면 치료성적이 더 향상되지 않을까? 하는 이론을 조립하는 것에서 훌륭한 연구가 시작되리라 생각합니다. 그런 의미에서 증례집적(케이스시리즈)은 매우 중요한 연구디자인이 됩니다.

가설탐색적 연구에서는 가설을 설정하고 있지 않아서, 원칙적으로 통계학적 검정을 할 필요가 없습니다. 그보다도, 가설을 설정하지 않은 검정은 본래 그다지 의미가 없습니다. 그러나 가설탐색적 연구를 학회나 연구회에서 발표하는 경우에는 통계학적 검정이 추가되는 경우도 적지 않은 것이 현 상황입니다.

가설탐색적 연구에서 얻게 된 결과에 근거하여 어떤 가설을 세움으로써, 가설검증적 연구가 시작됩니다. 가설검증적 연구의 목적은 정통가설의 검증입니다. 이 단계에서는 정성적인 평가로는 불충분하여, 정량적 평가가 필요하며, 그러기 위해서는 통계학적 검정을 해야 합니다. 검정에 견딜 만큼의 실험계획을 세워야 하는 것입니다. 본래는 이와 같이 가설탐색적 연구 → 가설검증적 연구라는 스텝을 밟아야 합니다. 그러나 임상연구에서는 이론적으로 이 치료법이 좋을 것이라는 가설을 설정하고, 가설탐색적 연구 단계를 거치지 않은 채, 가설검증적 연구부터 개시하는 경우도 적지 않습니다.

표 5-1 가설탐색적 연구와 가설검증적 연구의 비교

	가설탐색적 연구	가설검증적 연구
가설의 설정	가설은 없다	가설이 있다
목적	가설을 찾는다	가설의 검증
평가법	질적 (정성적)	양적 (정량적)
통계학적 검정	불필요	필요
측정·평가항목	유연	엄밀
목표증례수	없음	있음

C 임상적 의문점의 설정

임상연구, 특히 가설검증적 연구에서는 그 목적이 환자의 진단이나 치료에 어떤 혜택을 초래하는 것이어야 합니다. 대상이 품고 있는 일종의 임상적 의문 또는 문제점을 제기하고, 그것을 해결하기 위해서 어떻게 하면 되는지를 생각합니다.

예를 들면, 'A라는 치료법을 지금 하고 있지만, B라는 치료법이 환자에게는 유익하지 않을까?' 하는 점에서 시작합니다. 가설탐색적 연구(또는 일상 진료 속에서의 인상) 결과에서 판단하여, 한층 더 B가 좋을 것 같다면, 가설검증적 연구를 하는 것입니다. 이것을 명확히 하기 위해서는 EBM(evidence based medicine : 근거에 입각한 의료)의 제1스텝(clinical question의 설정)을 참고로 하면 됩니다. 이것은 머리글자를 선택한 PICO라고 부르는 수법에 따라서, 임상적 의문점이나 문제점을 정리하는 과정입니다.

- P : Patient   어떤 환자에게
- I : Intervention   어떤 치료/검사를 하는 것은
- C : Comparison   다른 치료/다른 검사와 비교하여
- O : Outcome   어떻게 되는가

I 대신에 E(Exposure)를 사용하여, PECO라고 부르기도 합니다. 예를 들어, 중년 남성인 고혈압환자는 과연 강압제를 투여하는 편이 좋을까요? 나중에 기술하겠지만, 아웃컴(outcome : 효과지표)에는 여러 가지가 있으며, 여기에서는 뇌혈관장애의 발생 유무를 아웃컴으로 봅시다. 그렇게 되면 앞에서 기술한 방법을 이용하면 다음과 같이 됩니다.

- P : 중년남성인 고혈압환자에게
- I : 강압제 X를 투여하는 것은
- C : 투여하지 않는 경우와 비교하여
- O : 뇌혈관장애의 발생률이 감소하는지의 여부

이것을 시작으로 해서, '중년'을 어느 연령으로 설정할 것인가, '고혈압'을 어떻게 정의할 것인가, '뇌혈관장애'를 어떻게 진단할 것인가, 또는 어떤 연구디자인으로 이 문제점을 해결할 것인가 하는 점을 생각해야 합니다.

EBM이 한창일 때, 임상 현장에서도, 'evidence, evidence'라고 부르게 되었습니다. 개인적으로는, '근거는?'이나 '이유는?'이라고 묻는 편이 솔직히 대화가 되는데, 'evidence 좋아, EBM 몰라' 식의 사람이 많았던 것 같습니다(칼럼⑧, p152).

후생노동성 과학연구의 『대퇴골경부/전자부골절 진료가이드라인』을 책정하는 연구반에 소속된 것이, 연구디자인에 관해서 다시 공부하는 계기가 되었습니다. 학부의 공중위생학에서 배웠겠지만, 부끄럽게도 국가시험 전날까지 텍스트를 펴지 않았습니다. 이럴 줄 알았으면 더 열심히 공부했을 텐데 생각했지만, 이미 소 잃고 외양간 고치기입니다. 주위에 있는 동료를 봐도 대동소이합니다. 이 기회에 여러분도 좀 더 열심히 공부하기 바랍니다.

연구디자인에 관해서는 역학조사가 기본이 되고 있습니다. 예를 들면, 흡연과 폐암의 발생 관계를 조사하자는 것입니다. 특히 외과계 의사로서는 조금 매달리기 어려운 내용이 포함되는데, 오늘날에는 연구디자인에 관한 것을 알아 두지 않으면, 좋은 발표를 할 수 없고, 논문조차 읽을 수 없습니다. 가능한 이해하기 쉽게 설명하려고 합니다. 그러기 위해서, 정확성이 조금 부족한 부분도 있습니다. 자세히 알고 싶은 사람은 좋은 서적이 많이 간행되어 있으니까 참고하시기 바랍니다.

A 연구디자인의 분류

임상연구는 우선 기술적 연구와 분석적 연구로 나뉩니다. 증례집적연구(케이스 시리즈)는 기술적 연구로 분류됩니다.

분석적 연구는 관찰연구와 개입연구로 나뉩니다. 관찰연구에는 ① 단면조사연구(cross-sectional study), ② 코호트(전향성) 연구(cohort study), ③ 케이스 컨트롤(후향성) 연구(case-control study)의 3가지가 있습니다. 개입연구는 무작위 배정 비교시험과 비무작위 배정 비교시험으로 분류됩니다. 이미 머리가 이상해질 것 같습니다. 이럴 때야말로, 조목별나열이 효과적입니다. 프레젠에서는 삼가야 할 '다단계 조목별 나열'이지만, 읽을거리로는 대활약을 했습니다.

- 기술적 연구
  - 증례보고(케이스리포트)
  - 증례집적(케이스시리즈)
- 분석적 연구
  - 관찰연구
    - 단면조사연구(cross-sectional study)
    - 코호트(전향성) 연구(cohort study)
    - 케이스 컨트롤(후향성) 연구(case-control study)
  - 개입연구
    - 무작위 배정 비교시험
    - 비무작위 배정 비교시험

칼 럼 8 진료가이드라인과 EBM

진료가이드라인과 EBM은 지향하는 방향이 정반대입니다. 그러면, 대부분의 사람들이 깜짝 놀랍니다. 보스톤 주재 의사이며, 의료작가인 이계충(李啓充)씨는 저서 『미국 의료의 빛과 그림자 : 의료과오방지에서 managed care(관리의료)까지』(의학서원) 중에서 다음과 같이 기술하고 있습니다.

> 본래 EBM의 정의란 '최선의 외적 evidence를 개개 환자에게 적용하는 것'이며, EBM은 개개 환자의 문제점에서 출발하여 적용 가능한 증거를 찾는다는 아래로부터(bottom up)의 접근이며, 위에서(top down)의 가이드라인을 마구 환자에게 적용하는 managed care의 수법과는 정반대인 것이다.

(이계충(李啓充) 『미국 의료의 빛과 그림자 : 의료과오방지에서 managed care (관리의료)까지』(의학서원), 2000, p136에서 전재)

EBM은 다른 이름 tailor-made medicine 또는 customized medicine이라고 합니다. evidence에 근거한 '진료가이드라인'을 작성하고, 의사가 이것을 준수할 것을 강요하는 것은 EBM과 정반대라고 할 수 있습니다. 최신 유행맞춤복과 기성복의 차이이지요.

상당히 줄어들었지만, 'EBM에 근거하는…'이라는 프레이즈를 흔히 보게 됩니다. 서적이든, 강연이든, 'EBM에 근거하는…'이라고 붙인다면, 그다지 신용해서는 안됩니다. 이 일본어를 영어로 번역해 보면, 그 저자나 강연자가 EBM의 의미를 오해하고 있는 것이 자명하겠지요.

B 증례보고(케이스리포트)와 증례집적(케이스시리즈)

기술적 연구로서, 증례보고 및 증례집적이 있습니다. 이것들은 단일증례 또는 유사한 복수증례를 평가하고, 개개 증례에 아웃컴의 정보를 제공하는 것입니다. 어떤 가설을 설정하는 것은 가능하지만, 통제군을 설정할 수 없어서, 가설을 검증할 수 없습니다. 이 기술적 연구들은 새로운 개입법에 관한 경험을 보고, 또는 드문 질환 또는 합병증의 평가에 사용되는 경우가 많습니다. 기술적 연구의 이점은 데이터 수집이 용이하다는 것입니다.

증례보고는 개별 증례의 치료(약물치료나 수술요법 등)를 경험한 후에 교과서적 치료경과를 밟지 못한 것, 또는 기존의 치료를 초월하는 듯한 연구를 한 증례에 관해서, 같은 증례를 경험한 경우의 참고로 하기 위해서, 치료경과나 치료결과의 상세한 내용을 보고하는 것입니다. 따라서 통상의 조치나 신규성이 없는 치료를 한 증례를, 증례보고로서 발표하는 의미는 거의 없습니다. 그러나 드문 질환이나 병태에 대해서는 '교과서적 치료경과' 그 자체가 확립되어 있지 않을 가능성이 있으므로, 증례보고로서 발표·공표할 가치가 있습니다. 당연히 과거에 아무도 발표·공표하지 않은 질병이나 병태를 처음으로 보고하는 것은 큰 가치가 있습니다. 증례집적은 그러한 증례의 복수를 일련하여 보고한 것이 됩니다.

C 단면조사연구(cross-sectional study)

분석적 연구 중 관찰연구는 2가지 이상의 군을 비교하여 분석하는 방법이 기술적 연구와 다른 점입니다.

단면조사연구에서는 조사대상에 관해서 1회만 조사합니다. 조사대상의 실태를 파악하는 것이 주된 목적입니다. 예를 들면, 도쿄도 북구에서 1,000명을 무작위로 샘플링하여 요추 X선사진과 골밀도를 측정하여 골다공증의 연령별 유병률을 구하는 연구입니다. 이 경우, 비교하는 것은 연령이나 성별 등입니다.

D 코호트 연구(cohort study)

코호트 연구란 '연구대상이 되는 질병에 걸리지 않은 피험자를 대상으로 하며, 연구개시시점에서 특정한 요인에 노출된 집단과 노출되지 않은 집단을 일정기간 추적하여, 그 질병의 발생률을 비교함으로써, 요인과 질병발생의 관련성을 조사하는 연구방법'으로, 통상은 전향성 조사입니다.

다수의 건강인 집단을 대상으로 합니다. 이 집단에 관해서, 질병의 원인이 될 가능성이 있는 요인(예를 들면, 흡연·식생활·혈액검사의 데이터 등)을 우선 조사합니다. 계속해서, 이 집단을 추적 조사하여, 질병(예를 들면, 폐암)에 걸린 사람을 확인합니다. 그 다음에, 처음에 조사한 요인과 그 후 질병의 발생과의 관련성을 분석하는 방법이 코호트 연구입니다. 역학 텍스트에서는 이와 같은 설명으로 모두 납득합니다. 그러나 막상 직접 코호트 연구를 하려고 하면, 뭔가 감이 오지 않습니다. 특히 외과계 의사인 경우, 그렇지 않습니까?

본래는 고대로마에서 보병대의 단위를 코호트라고 했습니다. 요컨대 '집단'입니다. '재적 중인 사쿠라중학교 3학년 B반 학생'이라는 묶음으로 하면, 이것이 코호트가 됩니다. '집단'도 좋지만, '공통인자를 가진 개인의 집합'이라고 하는 편이 현명하게 들릴 테니, 후배가 물으면 그렇게 대답하시기 바랍니다. 'X병원에서 1년동안에 수술적 치료를 한 대퇴골경부골절환자'라고 설정하면, 이것도 훌륭한 코호트입니다. 알기 쉽게 말하자면, 일본국민 전부를 대상으로 연구하면 좋겠지만, 비용상 불가능하므로, 어느 일정한 조건을 붙여서 처음에 연구대상자를 설정합니다.

외과계의사가 감이 오지 않는 첫 걸림돌은 이 코호트 연구의 대상이 되는 집단이 '대상이 되는 질병에 걸리지 않은' 점이 아닐까요? 대부분의 경우, 외과계의사는 이미 질병에 걸린 사람을 대상으로 치료하므로, '질병에 걸리지 않은 대상자'가 감이 오지 않습니다.

역학조사에서는 암이나 뇌혈관장애라는 '질병'을 아웃컴으로 위험인자를 조사합니다. 코호트 연구의 목적은 아웃컴의 발생 예측에 도움이 될 듯한 인자와의 관련성을 관찰하는 것입니다. 따라서 '대상이 되는 질환에 걸리지 않았다'='아웃컴이 발생하지 않았다'라는 의미로 바꿔 읽으면, 외과계의사도 이해하기 쉬울 것입니다. 코호트 연구는 '아웃컴과의 인과관계를 조사하는 연구'니까, 연구의 시작시점에서 이미 아웃컴이 발생했다면 의미가 없는 것입니다. 당연한 일이겠지만, 사물을 정확히 정의하기 위해서, 이 점은 확실히 정리해 두겠습니다.

아웃컴은 '효과측정지표' 또는 '효과측정항목'의 의미이므로, '질환'뿐 아니라, 더 넓은 의미로 해석해도 됩니다. 이미 어떤 질병에 걸린 사람을 대상으로 하여, 어떤 치료를 한 후의 아웃컴을 평가해도 된다는 것입니다. 이것으로 상당히 구름이 걷혔을 것입니다. 그런데 다음에 큰 문제가 있습니다.

'노출'이라는 용어로 다시 좌절하는 사람이 있습니다. 좌절이라기보다, '이게 뭐지?'일 것입니다. '노출'은 expose에 대한 일본어역이지만, 이 정의로 사용되고 있는 expose에는 '위험한 것, 나쁜 것에 드러내다'라는 의미밖에 없습니다. 그러나 실제 연구에 사용되고 있는 '노출(expose)'에는 위험인자에 대한 '노출' 외에 '개입 (intervention)'의 의미가 포함되어 있다고 생각하는 편이 이해하기 쉽습니다. 약을 복용하는 것도 수술을 받는 것도, 주 1회 운동하는 것도, '노출'입니다. 요컨대 어떤 요인의 '있다·없다'로 나눈다는 것입니다.

따라서 조금 확대해석이 되겠지만, 알기 쉽게 코호트 연구를 다시 정의하면, 코호트 연구란, '어느 일정한 조건으로 정해진 그룹을 특정한 요인을 가진 군과 갖지 않은 군으로 나누어 일정기간 추적 조사하고, 설정한 아웃컴의 발생률을 비교한다. 그것에 의해서, 요인과 아웃컴의 발생과의 관련성을 조사하는 연구방법'이라고 할 수 있습니다.

이것으로 상당히 명확해졌을 것입니다. 그럼, 구체적인 예로 살펴봅시다. '경골 골절을 석고무복고정으로 치료하는 경우와 골수강내 금속정으로 치료하는 경우에서 치료성적에 차이가 있을까?' 하는 임상적인 문제를 밝히고자 했다고 합시다.

· · · · · · · · · · · · · · · · · · ·

20xx년 9월 1일부터 코호트 연구를 시작하기로 했습니다. 어느 쪽 치료를 했든 수상부터 1년간 환자를 추적하기로 합니다. 아웃컴을 무엇으로 할 것인지 생각했을 것입니다. 여러 가지가 있겠지만, 골절이므로 뼈가 붙지 않으면 곤란합니다. 그래서 수상~1년에서 골유합의 유무를 아웃컴으로 했습니다. 이것으로 코호트 연구의 기본적인 디자인은 완성입니다.

의외로 간단하지요. 이 경우, '경골골절로 치료를 받은 환자'가 코호트가 됩니다. 시작시점에서는 아웃컴(=지연유합 또는 불유합)은 당연히 발생하지 않습니다. 이 연구에서 '노출'은 '개입'입니다. 수술을 하는 것을 '개입'으로 생각하면 됩니다. '개입'을 함으로써 질병(=지연유합 또는 불유합)의 발생률이 감소되는지의 여부를 검토하는 것입니다.

여기까지 정리하면, 다음과 같습니다.

- 어느 집단 : 경골골절을 수상한 환자
- 연구개시시점 : 20xx년 9월 1일
- 노출 (개입) : 수술을 한다
- 질병의 발생률 : 불유합의 발생률

수술을 하지 않은 환자도 석고부목 고정이라는 치료(개입)를 했으니까, 정확히는, 이 연구는 control이 있는 코호트 연구가 됩니다. 이 경우에는 나중에 설명하는 비무작위 배정 비교시험과 거의 동등한 evidence level이 됩니다.

· · · · · · · · · · · · · · · · · ·

코호트 연구의 이점은 ① 아웃컴이 발생하는 훨씬 전부터 예측인자의 측정을 시작하고 있으므로, 예측인자와 아웃컴의 시간적 관계가 명확하다는 점, ② 아웃컴을 앎으로써 예측인자에 대한 영향이 없는 점, ③ 중요한 인자에 관한 측정을 정확하게 할 수 있는 점에 있습니다. 결점은 드문 아웃컴(질환)의 연구에는 시간과 비용이 든다는 점입니다. 발생빈도가 높고, 단기간에 생기는 대상에 관한 연구에 유효하다고 할 수 있습니다. 이것에 관해서는 다음 페이지에서 자세히 설명하겠습니다.

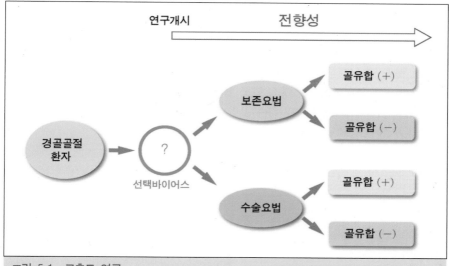

그림 5-1 코호트 연구

"outcome"의 의미를 영영사전에서 조사하면, "The outcome of an activity, process, or situation is the situation that exists at the end of it." (『코빌드영영사전 (영어판)』 物書堂). "The final result of a meeting, discussion, war etc-used especially when no one knows what it will be until it actually happens." (『롱맨현대영영사전, 5개정판』桐原書店)라고 되어 있습니다. 『영사랑(英辭郞) Ver.113 (2008.9판)』에서 조사하면, '결과, 결말, 성과, 소산, 업적, 효과, 아웃컴, ≪의≫ 전귀'라고 기술되어 있습니다.

한편, 연구에서는 '효과측정지표' 또는 '효과측정항목'을 '아웃컴'이라고 합니다.

E 케이스 컨트롤 연구(case-control study)

케이스 컨트롤 연구(후향성 연구)란 '대상이 되는 질병에 걸린 피험자군과 그 질환에 걸리지 않은 대조(컨트롤)군을 비교하여, 가설로 설정된 요인에 노출된 상황을 비교하는 연구방법'이며, 증례 대조 연구라고도 합니다. 코호트 연구와 달리, 과거로 거슬러 올라가서 노출요인을 조사하는 것입니다.

'뭔지 잘 모르겠다'라는 소리가 들리는 것 같습니다. 여기도 '질병에 걸렸다'='아웃컴이 발생하고 있다'고 바꿔 읽으면, 우리들 외과의는 깔끔합니다. 내가 과거에 투고한 논문의 데이터를 조금 바꾸어, 단순화시켜서 설명해 보겠습니다.

· · · · · · · · · · · · · · · · · · ·

X병원에서는 불유합(골절된 후에 골이 붙지 않은 상태) 치료를 적극적으로 하고 있습니다. 대퇴골골절을 골수강내 금속정(금속막대)으로 고정한 후에 불유합이 되어 있는 증례를 보면, 아무래도 본래의 골절부가 상당히 원위(무릎에 가까운 쪽)인 경우가 많은 듯한 인상을 받습니다. 어쩌면, 골절부가 원위에 있는 대퇴골골절을 골수강내 금속정으로 고정하면 유합하기 힘든 것이 아닐까 하는 가설을 생각했습니다. 그래서 과거 10년동안에 X병원에서 치료한 대퇴골골수강내 금속정 후의 불유합을 조사해 보기로 했습니다.

그러고 보니 다른 병원에서의 소개례가 많았는데, 35례의 대퇴골 불유합을 치료했습니다. 이것의 앞의 정의에서 나왔던 '대상이 되는 질병에 걸린 피검자군'(=증례군)에 해당합니다. '불유합'이라는 '질병' 또는 아웃컴이 발생하고 있는 것입니다. 그럼, '대조(control)군'은 어떻게 설정하면 될까요?

여러 가지 설정방법이 있지만, 이번에는 '증례군'을 치료한 같은 시기에 대퇴골골절을 일으켜서 X병원에서 치료하고, 불유합을 일으키지 않고 골유합한 증례를 '대조군'으로 결정했습니다. 조사해 보니, 과거 10년동안에 이 조건으로 문제없이 골유합한 예가 120례 있었습니다. 이 120례가 대조군의 후보가 됩니다. '불유합을 일으킨 예'와 '제대로 골유합한 예'를 가능한 같은 요인을 가진 집단(그룹)으로 하려고 생각했습니다.

이것이 이른바 매칭(matching)입니다. 그래서 대조군 후보 120례에서, 불유합례 35례와 연령만을 매칭시킨 70례를 선택하여 '대조군'이라고 했습니다. 이것으로 불유합이 된 35례(증례군)와, 제대로 치료한 70례(대조군)가 갖춰진 셈입니다. 이합 105례를 과거로 되돌려서, 본래 대퇴골의 어느 부위에서 골절했는가를 조사했습니다. 중앙보다 상당히 원위에 골절이 있는 예(원위골편이 짧다)는 불유합군 35례 중 20례(57%), 대조군 70례 중 19례(27례)였습니다. 그럭저럭, 골절부위가 중앙보다 원위에 있는 편이 더 불유합이 되기 쉽다고 말할 수 있을 것 같습니다. 표로 정리해 봅시다.

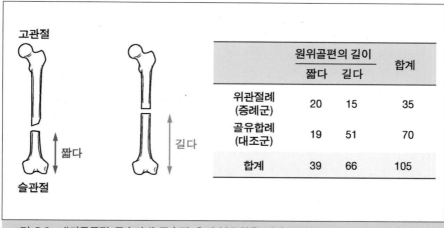

그림 5-2 대퇴골골절 골수강내 금속정 후의 불유합을 제재로 한 case control 연구의 sample

최종적으로 통계학적 수법을 이용하여 검정합니다. 카이 2승 검정으로 통계학적으로 평가하면, p=0.005가 됩니다. 즉, '골절부가 원위에 있으면 불유합이 되기 쉽다고 생각해도 될 것이다'라는 결과입니다. 이것이 case control 연구입니다.

• • • • • • • • • • • • • • • • • •

이 예를 처음의 정의에 적용하면 이렇게 됩니다.

- 질환에 걸린 피검자 : 불유합·골유합부전이 되어 있는 35례
- 질환에 걸리지 않은 통제군 : 문제없이 치유한 70례
- 요인 : 골절부위가 원위에 있다

실제로는 어느 위치를 원위라고 정의하는지, 다른 요인은 관계없었는지, 골유합을 어떻게 정의할 것인지, 라는 상세한 검토를 합니다.

이미 아웃컴(질병)이 생긴 케이스와, 생기지 않은 control과의 차이는 무엇이었는지를 과거로 거슬러 올라가서 연구하는(후향성) 방법이 case control 연구입니다. 증례군(아웃컴이 생긴 군)과 대조군(아웃컴이 생기지 않은 군)의 비율은 대상으로 하는 연구에 따라서 다르지만, 통상은 1 : 1~1 : 3 정도로 설정하는 경우가 많습니다.

이 연구의 이점, 이해하겠습니까? case control 연구의 이점은 이미 대상으로 하는 질병이나 아웃컴(앞의 예에서는 불유합)이 발생해 있는 증례를 이용할 수 있어서, 질병의 발생을 기다릴 필요가 없는 것입니다. 만일, 같은 연구를 전향성 연구로서 코호트 연구에서 하려면 어떻게 될까요?

대퇴골 골간부골절을 골수강내 금속정으로 고정한 경우, 불유합 발생률은 50% 정도라고 합니다. 만일 35례의 불유합이 발생하는 것을 기다린다고 하면, 약 700례의 대퇴골골절을 치료해야 합니다. 증례가 모이고, 그 해석을 하기까지 막대한 시간이 걸립니다. 코호트 연구에 비해서 시간이 걸리지 않는 것이 case control 연구의 이점입니다. X병원에서는 다른 병원에서 소개한 불유합 치료를 많이 하고 있어서 가능했던 연구입니다. 또 발생이 드문 질환인 경우, 코호트 연구에서는 막대한 시간뿐 아니라, 비용을 들여서 환자를 추적해야 합니다. 코호트의 대부분의 사람들이 건강한 상태인(설정한 아웃컴이 생기지 않은 대로이다) 것을 관찰하게 됩니다. 앞에서 기술한 대퇴골골절을 예로 들면, 치료하는 700례 중 95%인 665례 정도는 문제없이 골유합하게 되므로, 연구로서는 그것을 관찰하게 됩니다.

한편, case control 연구의 결점은 대조군의 적절한 선택이 어려운 선택바이어스의 문제와, 경우에 따라서는 노출이 있었는지의 여부를 올바르게 판단하기가 어려운 상기바이어스의 문제가 있습니다.

앞의 예에서는 '증례군'과 '대조군'의 연령만을 매칭시켰지만, 다른 인자는 관계 없을까요? 예를 들면, 성별의 차이, 골절형의 차이, 골절된 뼈가 피부를 뚫었는지의 차이, 등의 인자까지 매칭시켜야 할까요? 본래는 이 연구의 작업가설인, 골절부위(한가운데에서 부러졌는가?, 무릎 근처에서 부러졌는가?)라는 인자 이외는 같다는 대조군을 선택해야 하지만, 그렇게 되면 대조군을 더 많은 속에서 선택해야만 연구가 성립됩니다. 따라서 어딘가에서 타협할 필요가 있습니다. 이것이 선택바이어스입니다. 이 부분이 후향성 연구의 한계가 되는 것입니다.

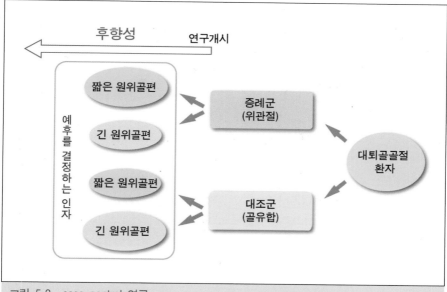

그림 5-3 case control 연구

F 또 하나의 코호트 연구

지금까지 봐 온 3가지 관찰연구는 관찰하는 시작시점과 그 시점부터의 시간의 방향(과거, 현재, 미래)으로 구별되어 있었습니다. 정리하면, 다음과 같이 됩니다.

- 단면조사연구 : 어느 한 시점에서의 관찰
- 코호트 연구 : 어느 시점부터 미래로 향한 관찰
- case control연구 : 현재부터 과거의 어느 시점을 향한 관찰

또 다른 말로 하면, 이와 같이 말할 수도 있습니다.

- 코호트 연구 : 위험인자·개입부터 결과를 관찰한다
- case control 연구 : 결과부터 위험인자·개입을 관찰한다

앞에서 기술했듯이, 코호트 연구의 방향성은 현재부터 미래입니다. 그러니까

관찰연구 중의 전향성 연구가 코호트 연구인 셈입니다. 그런데, 코호트 연구의 하나로서 후향성 코호트 연구가 있습니다. 다시 '그게 뭐야'이지요. 구체적인 예로 생각해 봅시다.

....

가령 현재를 2014년 1월이라고 합시다. Y병원에서는 2012년 1~12월에 100례의 대퇴골경부골절을 치료했습니다. 이 중 30례에는 골접합술, 70례에는 인공골두치환술이 행해졌다고 합시다. 골절형에 따라서 치료법의 선택이 다르지만, 얘기를 간단히 하기 위해서 이번에는 무시하기로 합니다.

아웃컴으로 수상부터 1년에 '혼자서 외출할 수 있는지의 여부'라는 이동능력을 설정합니다. 현재는 2014년 1월입니다. 여기에서 타임머신을 타고 2012년 1월로 되돌아갑니다. 설정한 2012년 1~12월에 100례의 대퇴골경부골절환자를 코호트로 합니다. 전례가 대상입니다. 그 후, 1년간 보행능력을 조사하여, 골접합술과 인공골두치환술 중 어느 쪽 성적이 좋았는지를 검토합니다.

....

예, 이것으로 '후향성 코호트 연구'의 기본디자인은 완성입니다. 그렇습니다. 과거의 어느 시점을 스타트라인으로 해서, 코호트를 찾고, 아웃컴에 관한 예측인자를 찾는 방법이 후향성 코호트 연구입니다.

후향성 코호트 연구의 이점은 이미 완결되어 있는 데이터를 사용할 수 있다는 것입니다. 코호트의 설정, 예측인자의 측정, 아웃컴 측정은 이미 끝나 있는 셈입니다. 그 때문에, 연구에 걸리는 시간이나 비용이 압도적으로 적게 끝납니다. 한편, 이미 있는 데이터만으로 승부해야 하므로, 샘플링의 방법이나 예측인자의 내용이나 질을 컨트롤하는 것이 불가능하다는 것이 큰 결점입니다.

G 비교적 문턱이 낮은 '후향성 코호트 연구'

코호트 연구에는 이 밖에도 '코호트내 case control 연구' 'case control 연구' '다중 코호트 연구' 등도 있지만, 상세한 내용은 전문서에 맡기고 여기에서는 생략하겠습니다.

비교적 연구하기 쉬운 관찰연구라도 막상 시작하려고 하면 여러 가지로 고민입니다. 전향성 코호트 연구를 하려고 하면, 막대한 시간과 비용이 듭니다. 그에 비해서, 후향성 코호트 연구는 이미 있는 데이터만으로 연구가 가능하니까, 임상의가 하는 연구로는 비교적 문턱이 낮은 연구라고 할 수 있습니다. 과거로 거슬러 올라가서, 대상으로 하는 모든 환자에 관한 데이터를 평가해야 하므로 증례수가 많으면 큰일이지만, 전향성 연구에 비하면 훨씬 용이합니다. 평가해야 할 아웃컴을 잘 설정하면, 가치 있는 연구를 하는 것도 가능하리라 생각합니다.

특히 증례집적(케이스시리즈)으로 보고하려는 경우에는 일정수의 증례가 모여 있는 셈이니까 후향성 코호트 연구가 가능한지 검토해 볼 것을 권장합니다. 후향성 코호트 연구로 성립하기 위해서는 다음의 2가지가 중요합니다.

- 코호트의 정의를 확실히 할 것
- 아웃컴을 잘 설정할 것

먼저 코호트는 '집단'이라고 기술하였습니다. 어떤 환자를 '집단'에 넣고, 어떤 환자를 '집단'에 넣지 않을지를 확실히 기준을 만들어 정의해야 합니다. 코호트의 정의를 확실히 결정한다는 것이 바로 그것입니다. 그리고 '집단'이라는 기준을 충족한 환자에 관해서는, 전례를 평가함으로써 코호트를 설정할 수 있습니다. 영어 논문에서는 "consecutive (연속되는)"이라는 말이 Materials and Methods나 Patients and Methods에 흔히 나옵니다. 증례집적으로 발표하면, '이 논문에서 나타내는 것은 적당한 환자만을 발췌한 데이터가 아닙니다. 잘 되지 않는 것도 있지만, 그것을 포함한 전부의 결과입니다'라는 의미(정확히는 통제가 없는 후향성 코호트 연구)가 되지만, 어느 정도 증례수가 있어서 아웃컴을 확실히 설정하면, 컨트롤이 있는 후향성 코호트 연구로 발표하는 것도 가능합니다. 당연히 consecutive한 증례라는 점이 대전제입니다.

H 개입연구 : 무작위 배정 비교시험

개입연구란 '질병과의 인과관계가 유추된 요인(위험인자, 예방인자)에 관하여 적극적으로 개입하여, 새로운 치료법이나 예방법을 시도하고, 일정기간 관찰하여, 요인에 관한 개입이 유효한지의 여부를 확인하는 연구수법'입니다.

무작위 배정 비교시험은 연구대상자를 랜덤으로 2그룹으로 나누고, 한쪽에는 평가 대상인 개입(치료나 예방)을 하고, 또 한쪽에는 다른 개입(종래부터 행해 온 치료 등)

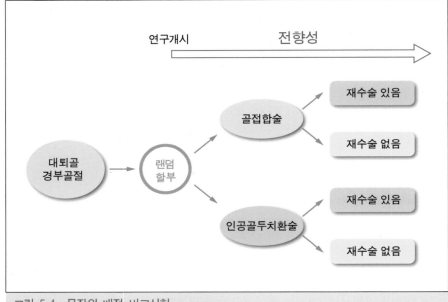

그림 5-4 무작위 배정 비교시험

을 합니다. 일정기간이 경과한 시점에서, 시험 전에 설정해 둔 아웃컴을 비교하여, 개입의 효과를 검증합니다.

안정성이나 유효성을 평가하기 위해서, 시험 전에 설정해 둔 아웃컴을 endpoint 라고 합니다. endpoint에는 primary·endpoint와 secondary·endpoint가 있습니다. primary·endpoint(주요평가항목)은 임상적 및 약리학적으로 의미가 있는 효과를 반영 하여 객관적 평가가 가능한 항목으로, 시험의 주요 목적에 맞추어 설정됩니다. secondary·endpoint(부차적 평가항목)는 그 목적 때문에 primary·endpoint 다음으로 중요한 위치입니다.

또 endpoint에는 true endpoint(진짜 endpoint)와 surrogate endpoint(대체 endpoint) 의 2가지로 분류할 수도 있습니다. 예를 들면, 골다공증 치료제의 효과를 평가하는 경우를 생각해 봅시다.

골다공증에서는 골밀도나 골대사마커로 병상을 평가합니다. 오해를 두려워하 지 않고 말하자면, 세상에서 골밀도의 저하만으로 고생하는 사람은 없습니다. 골밀 도저하로 인해 취약성골절(선 위치에서 넘어지는 등의 경미한 외상으로 일어나는

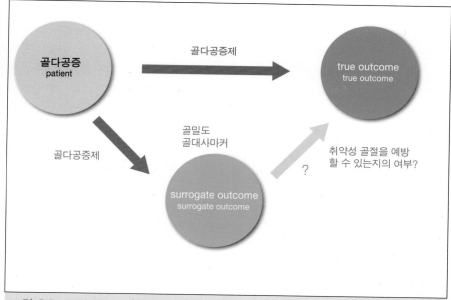

그림 5-5 surrogate outcome과 true outcome

골절)을 일으키는 것이 문제인 것입니다. 따라서 골다공증 치료제를 투여했을 때의 효과를 판정하는 데는 취약성 골절을 어느 정도 예방할 수 있는지가 true endpoint(또는 true outcome)입니다. 한편, 골밀도의 증가는 surrogate endpoint(또는 surrogate outcome)가 됩니다. 생명이나 건강에 큰 이익을 가져오리라 생각되는 endpoint가 true endpoint입니다.

그럼, 어떤 아웃컴을 측정하면 true endpoint가 될까요? 환자(또는 집단)에 이익을 초래하는 중요한 아웃컴으로서, 5Ds(the five Ds)가 중요합니다.

- Death (사망)
- Disease (병, 질병)
- Discomfort (불쾌)
- Disability (능력장애)
- Dissatisfaction (불만족)

여기에 Destitution(빈곤)을 추가하여, 6Ds라고 부르기도 합니다.

골다공증 치료제를 예로 들었지만, 그 밖의 약제를 평가한다면, 항암제로는 암의 축소효과보다 생존기간의 연장이나 삶의 질의 향상, 혈압강하제로는 혈압의 저하보다 심·혈관장애의 방지, 당뇨병치료제로는 혈당치의 저하보다 혈관장애관련사상의 방지가, 생명이나 건강에 있어서 보다 이익이 크다고 생각됩니다. 각 항에서 후자가 true endpoint, 전자가 surrogate endpoint가 됩니다.

칼 럼 ⑩ 무작위 배정도 간단하지 않다

개입방법 이외는 모두 거의 균일한 그룹을 만드는 것이 무작위 배정의 목적입니다. 주사위를 흔들거나, 봉투를 선택하여 추첨하거나, 컴퓨터로 난수를 발생하게 하여 무작위 배정하면 되리라 생각하고 있었습니다.

무작위 배정 비교시험은 가설검증적 연구(후술)니까, 최종적으로 통계학적 평가가 필수입니다. 그 때문에, 통계학적 편차가 가능한 적게 할당해야 합니다. 앞에서 기술한 봉투법 등의 무작위 배정(단순무작위 배정이라고 합니다)에서는 치료에 영향을 미치는 성별이나 연령인자가 한쪽으로 치우칠 가능성이 있습니다. 이와 같은 문제를 해결하기 위해서 일정한 사람수마다 블록을 만들고, 그 안에서 할당하는 '블록 무작위 배정'이나, 결과에 영향을 미칠 것 같은 인자를 고려하여 할당하는 '층별 무작위 배정' 등이 행해지고 있습니다.

/ 개입연구인가, 관찰연구인가

통제가 있는 전향성 코호트 연구와 비무작위 배정 비교연구의 차이가 문제가 되는 수가 있습니다. 투약이나 수술 등의 의료행위를 수반하는 연구 중에서도, ① 통상의 진료범위를 초과하고 있고, 연구목적으로 행해지는 것, ② 통상의 진료와 동등해도 할당하여 군간 비교하는 것, 이상의 2점을 포함하는 경우를 개입연구라고 정의하고, 그 이외의 연구는 관찰연구라고 하는 것이 현재의 컨센서스입니다.

♪ systematic review와 meta-analysis

병이나 치료법 등의 테마에 관해서, 시험의 실시계획이나 실시상황, 해석방법 등 일정한 기준을 충족시키는 질 높은 임상연구를 모으고, 그 데이터를 통합하여 종합적으로 평가한 것을 systematic review라고 합니다. 한편, 개개연구에서는 데이터 부족인 경우에 신뢰성이 높은 결과를 찾기 위해서, 과거에 시행한 같은 테마의 복수의 임상시험결과를 통계학적 수법으로 정량적으로 통합하여 어떤 경향이 있었는지를 해석하는 연구가 meta-analysis입니다. systematic review와 meta-analysis의 차이를 엄밀하게 정의하는 사람도 있지만, 거의 동의어라고 생각해도 큰 문제는 없으리라 생각합니다.

津谷喜一郎 교수(도쿄대학 객원교수)는 전자에 관해서 다음과 같이 기술하고 있습니다. 이것은 웹 사이트 "Circulation Forum" 내에서도 읽을 수 있습니다.

> Systematic review라는 말은 Cochrane의 생각이 메인이 되고 있으며, 영국이나 영국형 헬스 시스템을 가진 나라, 예를 들어 북미, 캐나다, 오스트레일리아 등에서 실제로 흔히 이루어지고, 또 이 용어도 흔히 사용됩니다. 미국, 특히 하버드의 그룹은 일반적으로 이 말을 사용하지 않습니다. 역시 다른 사람이 시작한 것을 사용하기 싫어하기 때문입니다. New England Journal of Medicine을 읽어도, 이 단어는 거의 나오지 않습니다. 이것은 NIH(Not Invented Here) Syndrome이라고도 할 수 있는데, 자기 나라에서 발명한 것이 아닌 것은 그다지 인정하고 싶지 않다는, 인간의 특성의 발현일 수도 있습니다.

(津谷喜一郎 "EBM에 있어서 evidence의 음미" Ther Res 24 : 1415-1422, 2003에서 전재)

문장 속에 등장하는 'Cochrane'은 영국의사인 아치 코크란(Archie Cochrane)입니다. EBM의 3명의 아버지 중의 한 사람으로 불리며, 코크란 공동계획을 발안한 인물로 알려져 있습니다. 코크란 공동계획(The Cochrane Collaboration)은 1992년 영국의 국민보건서비스(National Health Service : NHS)의 일환으로서 시작된 프로젝트로, 치료나 예방에 관한 의료정보를 세상에 알릴 것을 권장하며, 그 주축으로서 systematic review의 보급을 제창하고 있습니다.

코크란 공동계획에는 systematic review의 7가지 스텝이 다음과 같이 정해져 있습니다.

meta-analysis는 샘플사이즈(대상의 수)가 적어서 결정적인 결론을 도출할 수 없는 경우에 위력을 발휘합니다. 데이터의 통합방법이나 균질성 평가, 실제 계산방법 등은 본서의 범위를 벗어나 있습니다. 흥미 있는 사람은 꼭 전문서를 읽어보십시오.

K meta-analysis의 이해

meta-analysis에서는 그림 5-6과 같은 표기를 사용합니다. 이 표는 대퇴골경부골절의 치료로서 골접합(fixation)군과 인공골두치환술(arthroplasty)군으로 나누어 그 효과를 비교한 것입니다. 술후 고정재료 주위의 골절을 아웃컴으로 한, 3가지 무작위 배정 비교시험의 결과를 정리한 것입니다. 횡축은 상대리스크입니다 (본장의 4-G, p181). ■의 위치가 각 시험의 상대리스크의 수치를 나타내며, 횡선은 95%신뢰구간 (CI)을 나타내고 있습니다. 횡축을 대수눈금으로 함으로써, 신뢰구간을 나타내는 횡선은 ■을 사이에 두고 좌우대칭이 됩니다. 비교하는 2군 사이에 전혀 차가 없으면, 상대리스크는 1이 됩니다. 따라서, 신뢰구간의 횡선이 '1'에 걸쳐 있으면, 양자에 차가 없는 것을 의미합니다. 또 횡축 아래에 'Favor fixation(골접합이 유효)', 'Favor arthroplasty(인공골두치환술이 유효)'라고 쓰여 있습니다. 눈금 '1'을 중앙으로 하여, 상대리스크를 나타내는 ■나 신뢰구간의 횡선이 좌우 어느 쪽으로 치우쳐 있는지를 봄으로써, 어느 쪽 치료법이 보다 효과적이었는지를 이해할 수 있습니다. 3가지 무작위 배정 비교시험에서는 어느 것이나 왼쪽의 'Favor fixation'으로 치우친다=골접합술 후에 결과가 좋은 것처럼 보이지만, 횡선은 모두 눈금 '1'에 걸쳐 있습니다. 이 시점에서는 한가지씩의 연구는 유의한 차를 나타내지 않습니다. 이 3가지 데이터를 통계학적 수법을 이용하여 정리한 결과가 가장 아래의 마름모형◆입니다. 마름

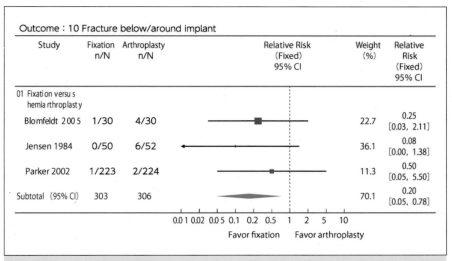

그림 5-6   Meta-analysis의 이해

Cochrane review의 최신판은 이 그림과 해석결과가 조금 다르지만, meta-analysis의 설명을 위해서 굳이 2008년판 도표를 사용하였다.

(Parker MJ, Gurusamy K : Internal fixation versus arthroplasty for intracapsular proximal femoral fractures in adults (Review). The Cochrane Collaboration, Issue 2, John Wiley & Sons West, West Sussex, 2008)

모형의 중심이 3가지 연구를 정리했을 때의 상대리스크를 나타냅니다. 이 meta-analysis에서는 0.2가 되어 있으며, 신뢰구간의 범위를 나타내는 마름모형의 끝이 '1' 보다 왼쪽에 있습니다. 따라서 개개 연구에서는 유의한 차가 없었던 것이 meta-analysis를 하여 유의한 차가 생긴 것을 나타냅니다. 또 개개의 3가지 연구는 유의하지 않지만, 모두 골접합술이 유리하게 나타나 있어서, 결과적으로 균질성이 있다고 할 수 있습니다. 각 연구에서 유의한 차를 나타내지 않았던 것은 통계학적으로 유의차를 초래할 뿐인 증례수가 부족했던 것이 원인이었다고 생각하는 것이 타당합니다. 이 결과에서, 대퇴골경부골절의 치료에서 인공골두치환술을 하면 임플란트 주위의 골절을 일으킬 위험이, 골접합술로 치료한 경우와 비교하여 약 5배 (0.2의 역수)인 것을 나타내고 있습니다.

의학용어로서 evidence는 '과학적 근거'라는 의미로 설명되어 있습니다. 과학적 근거의 신뢰도를 evidence level이라고 합니다. 그럼, '과학이란 무엇인가?'가 되면, 이것은 상당히 철학적인 문제가 됩니다. 과학철학이라는 학문이 있을 정도입니다.

지금까지, 여러 가지 연구디자인을 봐왔습니다. 요인과 결과의 관계를 판단하는 경우에는 우연오차와 계통오차가 따라 다닙니다(칼럼⑫, p172). 임상연구에서는 계통오차를 바이어스(bias)라고 합니다. 상세한 내용은 칼럼⑫에서 기술하겠지만, 우연오차는 증례수를 늘려서 0에 근접하는 것이 가능하지만, 바이어스는 증례수와는 관계가 없습니다. 그럼 무엇에 영향을 받는가 하면, 바이어스의 크기는 연구디자인에 의존합니다. 과학적 근거의 신뢰도(evidence level)를 높이는 데는 이 오차들을 작게 해야 하며, 그것은 연구디자인과 증례수의 많음에 의존하게 됩니다. 이렇게 해서, 연구디자인과 evidence level에는 계층(피라미드형 계층구조)이 생깁니다. 어디까지나 evidence level의 계층이며, 연구가치의 계층은 아닙니다.

진료가이드라인에서 이용되는 evidence level은 개개 가이드라인마다 조금 변경이 가해지고 있지만, EBM의 제창자인 캐나다 의사 데이비드 새킷씨(David Sackett)가 발표한 것을 기초에 두고 있습니다. 최신판은 "Oxford Centre for Evidence-Based Medicine Levels of Evidence" (http://www.cebm.net)가 됩니다. 이것이 현 단계의 gold standard입니다.

이전에는 그림 5-7과 같이 evidence level과 연구디자인은 1 : 1로 대응했는데, 오늘날에는 개개 연구의 질을 포함하여 evidence level이 평가되고 있습니다.

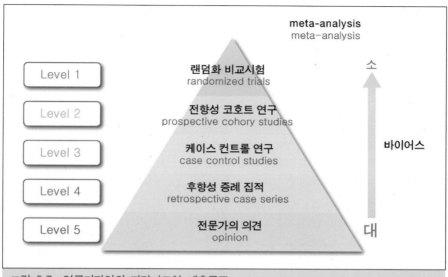

그림 5-7 연구디자인의 피라미드형 계층구조

과학과 유사과학의 경계를 결정하는 경계설정문제는 과학철학의 문제 중의 하나입니다.

영국의 철학자 칼 라이문트 포퍼(Sir Karl Raimund Popper)의 과학철학에 있어서 공헌의 하나로서, 유사과학과 과학 사이의 경계를 나타낸 것이 있습니다. 1959년, 포퍼는 "과학적 발견의 논리(Logik der Forschung)"에서, '나의 견해로는 귀납법이라는 것은 존재하지 않는다. "경험에 의해서 실증" 명제에서, 이론을 유도하는 것은 논리적으로 불가능하다. 이론은 결코 경험적으로 실증되지 않는다'고 기술했습니다. 어떤 과학이론이라도 경험적으로 실증되는 것은 없으니까, 과학이라는 것은 모두 가설 또는 추측일 뿐이라는 것입니다. 이 포퍼의 반증가능성을 갖는(간단히 말하면, 틀렸다고 증명될 가능성이 있다) 가설만을 과학적인 가설로 간주하는 과학철학의 입장을 반증주의라고 합니다. 반증주의에 대한 비판도 있지만, 임상의학에 있어서 이론의 대부분은 반증가능한 가설이겠지요.

칼 럼 ¹² 바이어스(bias)란 무엇인가?

참값과 관찰에 의해 얻은 값의 차를 오차라고 합니다. 오차는 우연오차와 계통오차로 나뉩니다. 우연오차란 참값과의 차에 방향성이 없는 것, 계통오차란 참값과의 차에 방향성이 있는 것을 말합니다. 자아, 이유를 모르겠지요.

예를 들어봅시다. 종이에 10.0cm 선을 쭉 그었다고 합시다. 참값은 10.0cm 입니다. 이 선의 길이를 플라스틱자(최소눈금을 1mm로 합시다)로 측정했다고 합시다. 10명이 각각 측정했을 때의 평균값을 대표치로 했더니, 9.8cm였다고 합니다. 만일 자가 정확히 만들어졌다고 한다면, 각자의 측정에서 실제보다 크게 측정한 경우와 실제보다 작게 측정한 경우가 있으며, 이것은 우연에 의한 것으로 오차에는 방향성이 없다고 할 수 있습니다. 이와 같은 오차가 우연오차가 됩니다. 우연오차는 측정횟수를 늘려서 0에 근접할 수가 있습니다. 만일 100명이 측정했다면, 평균값은 10.0cm에 근접할 것입니다. 임상연구에서는 샘플사이즈를 크게 함으로써(=증례수를 늘린다) 우연오차를 적게 할 수 있는 셈이지요.

그럼, 매우 더운 날에 이 측정을 했다고 합시다. 열팽창으로 플라스틱자의 눈금 사이가 조금 넓어졌다고 하면 어떨까요? 아무리 정확하게 측정했다 해도, 측정치는 실제보다 작은 방향으로 어긋날 것입니다. 이와 같은 오차가 계통오차가 됩니다. 계통오차는 측정인수를 늘려도 특정 방향으로 어긋나는 오차이므로, 0이 되지 않습니다. 임상연구에서는 계통오차를 바이어스라고 합니다. 바이어스는 샘플사이즈를 크게 해도 (증례수를 늘려도) 작게 할 수가 없습니다. 바이어스에는 선택바이어스나 정보바이어스 등이 있습니다. 선택바이어스를 작게 하는 방법이 무작위 배정 비교시험인 것입니다.

---

4 최소한의 통계학

A 어려운 얘기는 빼기로 하고

가설검증적 연구에서는 통계적 해석이 필수입니다. 따라서 통계학은 논문작성이나 학회·연구회 발표에서 중요한 요소입니다. 가설검증적 연구에서는, 자신이 세운 연구계획에서 가설을 검증할 수 있는지의 여부가, 얻은 데이터를 통계학적으로 평가할 수 있느냐에 달려 있기 때문입니다. 우리들 임상의에게 통계학은 좀처럼 착수하기 어려운 것이지만, 현재는 논문의 내용을 이해하기 위해서 어느 정도의 지식이 불가결합니다.

'어려운 얘기는 차치하고, 최소한의 통계학에 관한 지식을 익혀 두십시오. 나는 통계학의 전문가가 아니고, 임상통계학에 관해서는 좋은 서적이 많이 있으니까 읽고 공부하십시오'라고 하는 것이 간단하겠지만, '발표까지 앞으로 1개월밖에 없는데, 통계학 책 같은 거 읽을 시간이 없어요!'라는 소리가 들려 왔습니다. 모처럼 본서를 읽어주신 여러분께 통계 얘기를 마구 하는 것도 친절하지 못하다고 생각합니다. 그래서 자신의 과거경험에서, "임상의가 가장 모르는, 가장 알고자 하는 것은 무엇인가?"를 생각했습니다. 정통으로 어느 검정을 사용하면 좋을까 하는 것 아닐까요?

그렇게 생각하면, 평균값이라든가, 정중값, 표준편차, 평균값의 표준오차, 기초적인 것은 전부 건너뛰고, 어떤 경우에 어느 검정을 사용하는가 한 가지에만 매달려 보았습니다. 현재는 r, SPSS, JMP 등의 통계소프트웨어가 계산해 주니까, 계산순서까지는 암기하지 않아도 됩니다. 그럼 자, let's go.

B 추정과 검정

부분에서 전체를 추측하는 작업을 추론이라고 합니다. 통계에서는 전체를 모집단이라고 보고, 그 일부로서 표본을 추출합니다. 그 정보(데이터)에서 효율적으로 전체를 추론하는 것이 가능합니다.

추정이란, 표본의 특징(통계량)에서, 모집단의 특징(모수(母數))을 추측하는 방법입니다(통계적 추정). 검정이란, 표본을 기준으로 모집단의 특징이나 상태에 관해서 일종의 가설을 세우고, 그 타당성을 확률론적으로 검증하는 방법입니다(통계적 가설 검정).

발표 전에 통계학에 정통한 사람에게 달려가는 사람도 많으리라 생각합니다. 전문가와 상담하는 것은 매우 뜻깊은 일입니다. 하지만 대부분의 경우, 우리들은 전문가에게 무리한 난제를 강요하게 됩니다. 본래는 발표 전이 아니라, 애당초 어떤 데이터를 선택해야 하는가를 통계학에 정통한 전문가와 상담해야 합니다.

상당히 오래 전에 다기관 공동 코호트 연구를 한 적이 있습니다. 어떤 데이터를 수집해야 하는지를 1년간 몇 번이고 회의를 하여 결정했습니다. 그리고 다음 1년간 상세한 데이터를 모았습니다. 팽대한 데이터가 모였지만, 데이터해석이 정말 큰일이었습니다. 그 중에서 가장 큰일은 가설을 검증하기 위해서 모은 데이터를 통계 해석할 수 있는 형태로 만드는 것이었습니다. 대부분의 의사나 간호사, 이학요법사가 협력하여 애써준 데이터인데, 해석에 사용할 수 있는 데이터는 극히 조금밖에 없었습니다. 최종적으로 어떤 통계해석을 하고 가설을 검증할 것인지를 생각하여 데이터를 수집하지 않으면, 불필요한 데이터를 많이 모으거나, 필요한 데이터를 좋은 형태로 모으지 못하게 됩니다. 연구는 시작 단계에서 통계학자와 상담하는 것이 중요합니다.

C 데이터의 분류

데이터는 '간격척도', '순서척도', '명의척도'의 3가지로 분류됩니다.

간격척도는 정량적·양적인 척도로 수치의 대소관계에 의미를 가지며, 또 수치간의 간격이 균등한 특성이 있습니다. 온도, 거리, 대부분의 검사데이터 등의 수치데이터가 해당됩니다. 간격척도 중, 절대적 원점(절대 제로점)을 갖는 것을 비례척도라고 합니다. 변수의 종류로는 연속변수 또는 이산변수가 있습니다.

순서척도는 수치의 대소관계만 존재하고, 값 그 자체에는 의미를 갖지 않는 특성을 가집니다. 득점화한 치료성적이나 병기 등이 여기에 해당됩니다. 변수의 종류에서는 이산변수가 있습니다.

명의척도는 단순히 동질, 이질을 결정하기 위해서 맹목적으로 나눈 분류를 나타내는 특성입니다. 성별, 흡연의 유무, 치료법의 종류 등입니다. 변수의 종류에는 카테고리변수가 있습니다.

이상을 그림 5-8에 정리했습니다.

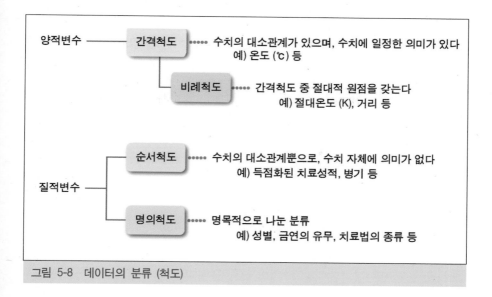

그림 5-8 데이터의 분류 (척도)

D 파라메트릭(parametric) 검정과 논파라메트릭(nonparametric) 검정

파라메트릭(parametric)이란 파라메터(parameter)에서 유래한 말로 모수(모집단)를 의미합니다. 파라메트릭검정이란 모집단의 분포에 일종의 가정을 하는 검정을 의미합니다…라고, 쓰여 있습니다.

대충 알아 두어야 할 것은 다음 표 5-2의 적응데이터의 형식과 모집단의 분포형식입니다.

표 5-2 파라메트릭(parametric) 검정과 논파라메트릭(nonparametric) 검정

	적응데이터	모집단분포의 전제
파라메트릭 검정	간격척도	정규분포
논파라메트릭 검정	순서척도 명의척도	없음

그럼, 여기에서 모은 데이터를 검정하는 경우에, 어떤 검정방법을 사용하면 좋은지를 검토하겠습니다. 앞에서 기술하였듯이 본래는 어떤 검정방법으로 가설을 검증하는지를 생각한 후에 데이터를 수집해야 합니다. 본말전도라는 것을 이해하기 바랍니다.

E 독립변수가 명의척도(또는 순서척도), 종속변수가 간격척도인 경우(평균 또는 순위의 비교)

ⓐ 2군간의 차의 비교

① 대응이 없는 2군간의 비교

"대응이 없다"는 것은 다른 환자나 개체를 측정한 데이터를 비교했다는 것입니다. 측정수는 같거나 다른 경우가 있습니다.

구체례

사쿠라중학 3년 B반은 남학생 15명, 여학생 15명인 학급입니다. 1학기 신체검사 측정 결과, 남학생의 평균신장은 163cm, 여학생의 평균신장은 155cm였습니다.
신장에 남녀차가 있다고 할 수 있을까요?

2그룹의 평균값 또는 정중값이 우연오차의 범위 내에 있는지를 조사하는 것이지만, 각 그룹의 데이터의 정규성과 등분산성에 따라서 검정방법을 구분해서 사용합니다.

각 그룹 내의 데이터의 편차가 정규 분포되어 있는지를 우선 검토합니다. 정규 분포되어 있으면 가정할 수 있는 경우에는 다음에 각 그룹 내의 데이터의 등분산성을 검토합니다. 등분산성이 있다고 가정할 수 있는 경우에는 student t-test(2표본 t 검정)를 합니다. 등분산성을 가정할 수 없는 경우에는 two sample t-test with Welch's correction(웰치법)을 합니다.

각 그룹 내의 데이터의 편차가 정규 분포되어 있다고 가정할 수 없는 경우는 Mann-Whitney's U test(맨 위트니 검정) 등의 논파라메트릭 검정을 합니다.

student t-test에서는 평균값을 비교했는데, Mann Whitney's U test는 논파라메트릭 검정이므로 비교하는 대상은 평균값이 아니라 정중값입니다. Mann-Whitney's U test를 사용한 경우에, 평균값에 차가 있었다고 하면 잘못입니다.

② 대응이 있는 2군간의 비교

"대응이 있다"라는 것은 동일 환자나 개체에서 측정한 데이터를 비교했다는 것입니다. 대응하는 데이터의 차의 평균값이 제로와 비교하여 우연오차의 범위 내에 있는지를 검사합니다. 요컨대 변화하고 있는지를 검사하는 것입니다.

구체례

사쿠라중학 3년 B반의 남학생 15명에 관하여, 1학기와 2학기에 신장을 측정했습니다. 1학기 평균신장은 163cm, 2학기의 평균신장은 165cm였습니다.
신장이 변화했다고 할 수 있을까요?

대응하는 데이터의 차가 정규 분포되어 있는지의 여부로 검정방법이 달라집니다. 정규 분포되어 있다고 가정할 수 있는 경우에는 paired t-test(1표본 t 검정)를 이용했습니다. 정규 분포를 가정할 수 없는 경우에는 데이터수가 6이상이라면 논파라메트릭 검정인 Wilcoxon signed-rank test(윌콕슨의 부호 순위 검정)를 이용합니다. 단, 데이터수가 6미만일 때에는 Wilcoxon signed-rank test는 사용할 수 없습니다.

칼 럼 14 Wilcoxon검정

Wilcoxon검정에는 2가지가 있습니다. 대응이 있는 2군간의 비교에는 'Wilcoxon signed-rank test(윌콕슨의 부호 순위 검정)', 대응이 없는 2군간의 비교에는 'Wilcoxon rank sum test(윌콕슨의 순위화 검정)'입니다. 후자는 'Mann-Whitney's U test(맨 위트니 검정)'와 같은 것입니다.

ⓑ 요인은 하나이며 복수군의 검정

① 대응이 없는 복수군의 검정 (요인은 하나)

"대응이 없다", 즉 다른 환자나 개체에서 측정한 데이터입니다.

구체례

사쿠라중학에서 신학기가 되어 신장을 측정했습니다. 각 학년의 남학생의 평균신장은 1년생 152cm, 2년생 160cm, 3년생 165cm였습니다.
학년과 더불어 신장에 변화가 있다고 할 수 있을까요?

이 경우, 각 학년의 평균값은 별개인의 데이터이니까, 대응이 없다는 것이 됩니다. 또 3가지 학년이라는 복수군으로 나뉘어 있는 것도 알 수 있습니다. 정리하면 다음과 같습니다.

- 요인=학년
- 데이터=신장
- 복수군=1년생, 2년생, 3년생

파라메트릭 검정에서는 one-way ANOVA(1원배치 분산 분석)를, 논파라메트릭 검정에서는 Kruskal-Wallis test(크루스칼 왈리스 검정)를 사용합니다. ANOVA는 analysis of variance의 약어입니다.

군내변동(각 학년 중에서 개인간의 신장의 변동)의 분산과 군간변동(학년간의 신장의 변동)의 분산을 비교하여, 군간변동의 분산이 크면, 신장의 변화는 학년에 따라서 달라지게 됩니다.

요인이 하나(이 예에서는 학년)이며, 2군인 경우는 student t-test(2표본 t 검정)와 같은 결과가 됩니다.

② 대응이 있는 복수군의 검정 (요인은 하나)
"대응이 있다", 즉 동일 환자나 개체에서 측정한 데이터입니다.

구체례

사쿠리중학 3년 B반의 남학생 15명에 관해서, 1학기와 2학기, 3학기에 신장을 측정했습니다. 평균신장은 1학기 163cm, 2학기 165cm, 3학기 167cm였습니다.
신장이 변화했다고 할 수 있을까요?

이 경우, 각 학기에 같은 개체에서 신장을 측정했으니까, 대응이 있다고 할 수 있습니다. 또 3학기라는 복수군으로 나누어져 있습니다. 정리하면 다음과 같습니다.

- 요인=학기
- 데이터=신장
- 복수군=1학기, 2학기, 3학기

파라메트릭 검정에서는 one-way repeated measures ANOVA(반복이 있는 1원배치

분산 분석)를, 논파라메트릭 검정에서는 Friedman test(프리드만 검정)에서는 3군비교에는 4례이상, 4군비교에는 3례이상이 필요합니다.

ⓒ 요인은 2가지이며 복수군의 검정

① 대응이 없는 복수군의 검정 (요인은 2가지)

"대응이 없다", 즉 다른 환자나 개체에서 측정한 데이터입니다.

> **구체례**
>
> 사쿠라중학에서 신학기가 되어 신장을 측정했습니다. 각 학년의 남학생의 평균신장은 1년생 152cm, 2년생 160cm, 3년생 165cm였습니다. 또 각 학년의 여학생의 평균신장은 1년생 150cm, 2년생 153cm, 3년생 155cm였습니다.
>
> 학년과 더불어 신장에 변화가 있다고 할 수 있을까요? 또 신장에 남녀차가 있다고 할 수 있을까요?

이 경우, 성별과 학년의 2가지가 요인이 됩니다. 성별이라는 요인에는 남녀, 학년이라는 요인에는 1년생, 2년생, 3년생이라는 군이 있습니다. 정리하면 다음과 같습니다.

- 요인=성별, 학년
- 데이터=신장
- 복수군=남학생, 여학생, 1년생, 2년생, 3년생

파라메트릭 검정에서는 two-way ANOVA(2원배치 분산 분석)를, 논파라메트릭 검정에서는 Friedman test(프리먼 검정)를 사용합니다.

② 대응이 있는 복수군의 검정 (요인은 2가지)

"대응이 있다", 즉 동일환자나 개체에서 측정한 데이터입니다.

> **구체례**
>
> 사쿠라중학 3년 B반은 남학생 15명, 여학생 14명인 학급입니다. 신체측정 결과, 남학생의 평균신장은 1학기 163cm, 2학기 165cm, 3학기 167cm였습니다. 또 여학생의 평균신장은 1학기 153cm, 2학기 154cm, 3학기 155cm였습니다.
>
> 각 학기에서 신장이 변화했다고 할 수 있을까요? 또 신장에 남녀차가 있다고 할 수 있을까요?

점점 익숙해지지요. 그럼 정리해 봅시다.

- 요인=성별, 학기
- 데이터=신장
- 복수군=남학생, 여학생, 1학기, 2학기, 3학기

파라메트릭 검정에서는 Two-way repeated measure ANOVA(2원배치 분산 분석)를, 논파라메트릭 검정에서는 Friedman test(프리드만 검정)를 사용합니다.

F 독립변수가 명의 척도이고 종속변수도 명의척도인 경우 (비율의 비교)

구체례

사쿠라중학 3년 B반은 남학생 15명, 여학생 14명인 학급입니다. 축구를 좋아하는지 싫어하는지의 앙케이트 결과, 다음과 같습니다.

	축구를 좋아합니까?		합계
	좋다	싫다	
남학생	13	2	15
여학생	6	8	14
합계	19	10	29

남녀에 따라서 기호의 차가 있는 것일까요?

남학생의 87%(=13/15)가 축구가 좋다고 대답했습니다. 한편, 여학생에서 축구가 좋다고 대답한 것은 43%(=6/14)였습니다. 이 결과에서 남학생 쪽이 축구를 더 좋아한다는 것을 알 수 있습니다. 단, 비율을 비교한 것만으로는 유의하게 남학생이 축구를 좋아하는지의 여부는 알 수 없습니다. 이와 같은 경우의 검정방법은 카이 2승 검정입니다.

G 오즈비와 상대리스크

case control 연구의 항목(p158)에서 대퇴골골절 후의 불유합의 예를 들었습니다. '부러진 뼈의 원위(무릎에 가까운 쪽)의 골편의 길이가 짧은 것이 대퇴골의 골절이 유합되지 않는 원인의 하나가 아닐까?'라는 가설이었습니다. 이 예에서는 뼈가 달라붙지 않았던 불유합군 35례 중 20례가 골편이 짧았고, 뼈가 제대로 달라붙었던 70례에서도 19례가 골편이 짧았다는 가상 데이터를 나타냈습니다.

다시 한번, 2×2의 분할표를 정리한 것을 봅시다(표 5-3).

표 5-3 불유합과 원위골편의 길이 비교

	원위골편의 길이		합 계
	짧다	길다	
불유합례 (증례군)	20	15	35
골유합례 (대조군)	19	51	70
합 계	39	66	105

축구 앙케이트의 결과 표와 같은 구성인 것을 알 수 있습니다. 불유합군에서는 정말로 (유의하게) 골편이 짧은지를 검정하기 위해서는, 카이 2승 검정을 사용하면 됩니다. 통계소프트웨어나 Excel로 계산하면 p치는 0.005가 되고, 불유합군에서는 유의하게 골편이 짧다는 결과가 나왔습니다.

그럼, 대퇴골의 원위골편이 짧은 경우에는 긴 경우와 비교하여, 어느 정도 위험성이 높아질까요? 어느 현상이 확률p에서 발생하면, 이 현상이 발생하지 않을 확률은 1-p가 됩니다. 오즈란 p/(1-p)로 나타내는 것입니다. 불유합군에서 대퇴골골편이 짧았던 확률은 20/(20+15), 대퇴골골편이 길었던 확률은 15/(20+15)가 됩니다. 따라서, 대퇴골골편이 짧았던 불유합군의 오즈는 [20/(20+15)]/[15/(20+15)]=20/15가 됩니다. 한편, 대조군의 오즈는 [19/(19+51)]/[51/(19+51)]=19/51이 됩니다. 대조군에 대한 원위골편이 짧은 불유합군의 오즈비는 대조군의 오즈와 증례군의 오즈의 비가 됩니다. 따라서 (20/15)/(19/51)=3.58이 오즈비가 됩니다.

이것은 원위골편이 짧으면 불유합이 되기 쉬운 위험성의 지표가 됩니다. 후에 기술하는 리스크치 그 자체는 아니라는 점에 주의하십시오. 오즈비가 1.0이면 원위골편의 길이는 불유합의 발생과 관계없다고 할 수 있습니다.

일반화하면, 다음의 표 5-4가 됩니다.

표 5-4 2군의 비교시험의 일반화한 표

	노출 (개입) 있음	노출 (개입) 없음	합계
질환 (아웃컴) 발생 있음	a	b	a+b
질환 (아웃컴) 발생 없음	c	d	c+d
합계	a+c	b+d	a+b+c+d

여기에서 오즈비=ad/bc가 됩니다.

여기에서는 검정이지만, 이 후에 추정을 합니다. 무엇을 추정하는 것일까요? 앞의 대퇴골골절의 예에서는 원위골편이 짧으면 불유합이 되는 오즈비가 3.58이었습니다. 그런데 이 데이터는 샘플링한 데이터이므로, 정말 알고 싶은 오즈비는 3.58보다 클 수도, 작을 수도 있습니다. 진짜 오즈비가 '얼마부터 얼마의 범위 내에 있다'고 정량적으로 추정하는 방법이 있습니다. 이것을 구간추정이라고 합니다. 실제로 한 연구에서 계산한 오즈비가 3.58이었지만, 같은 연구를 100회 하고, 각각의 연구결과에 근거하여 오즈비를 계산했습니다. 계산한 100개의 오즈비 중, 95개의 오즈비가 포함되는 범위를 추정하여 구했을 때에 이것을 95% 신뢰구간(confidence interval)이라고 합니다. 100회 연구를 하는 대신에 통계학을 이용하여 이 범위를 추정할 수 있습니다. 계산방법은 전문서를 참고로 하기 바라며, 이 대퇴골골절의 예에서는 95%신뢰구간은 1.54~8.33이 됩니다. 오즈비 1.0은 영향이 없는 것을 의미하므로, 이 범위 안에 1.0이 포함되어 있으면, "그 노출인자(또는 개입)는 유의한 것이 아니다"라고 할 수 있습니다.

그럼 다시 한번, 대퇴골골절의 2×2의 분할표(표 5-3)를 보십시오. 오즈비가 3.58이었는데, 일반화한 오즈비의 계산식에는 합계수는 관련되지 않는다는 점을 알아챈 사람이 있을지도 모르겠습니다.

검정에서는 상대리스크라는 다른 지표가 있습니다. 이 2×2의 분할표는 case control 연구 결과이지만, 이것을 105례의 코호트 연구라고 가정해 보겠습니다. 연속해서 치료한 105례의 대퇴골골절을 추적 조사했더니, 35례가 유합하지 않고 불유합이 되어 버렸다는 데이터를 얻었다고 합니다(실제로 이런 나쁜 치료성적은 되지 않지만). 이 결과를 나타내는 표는 표 5-3과 완전히 똑같은 내용이 됩니다. 이 경우는 대퇴골의 원위골편이 짧아서 불유합이 될 리스크는 $20/(20+19)$이며, 대퇴골의 원위골편이 길어서 불유합이 될 리스크는 $15/(15+51)$이 됩니다. 이 비, 즉 $[20/(20+19)/15/(15+51)]=2.23$이 상대리스크가 됩니다.

표 5-4에 적용하면, 상대리스크$=[a/(a+c)]/[b/(b+c)]$가 됩니다. 구간추정에서 95% 신뢰구간을 구하면, 1.33~3.78이 됩니다. 이 범위에 1.0이 포함되어 있지 않으므로, 그 노출 또는 개입은 유의하다고 할 수 있습니다.

최소한 정리해 두어야 할 포인트는, 전향성 연구(코호트 연구, 무작위 배정 비교 시험)에서는 상대리스크를 사용하고, 후향성 연구(case control 연구)에서는 오즈비를 사용한다는 점입니다. 계산은 통계소프트웨어나 Excel이 해 주므로 걱정할 필요가 없습니다.

H 독립변수가 간격척도이고 종속변수도 간격척도인 경우 (비율의 비교)

회귀분석이란 결과가 되는 수치와 요인이 되는 수치의 관계를 조사하여, 각각의 관계를 밝히는 수법입니다. 요인이 되는 수치를 독립변수 또는 설명변수, 결과가 되는 수치를 종속변수라고 합니다. 독립변수가 1개인 경우를 단회귀분석, 복수인 경우를 중회귀분석이라고 합니다. 회귀분석에서는 한쪽을 기준으로 하고 다른 한쪽을 그것과 관련짓습니다. 독립변수를 x, 종속변수를 y라고 한 경우에 양자의 관계의 강도는 종속변수 y방향의 오차의 크기에 따라서 판단하는데, 독립변수 x방향의 오차에 관해서는 고려하지 않습니다. 회귀직선은 x에서 y를 어떻게 직선적으로 관련짓는가를 나타냅니다.

I 독립, 종속이라는 방향성 없이 공변관계를 문제 삼는다

상관분석이란 2변수 사이(예를 들면 x와 y)의 관계를 수치로 기술하는 분석방법입니다. 상관분석에서는 x, y 모두 편차가 있는 관측치로 우연에 좌우됩니다. 상관계수는 x, y의 상호관계가 어느 정도 직선적인지를 나타내는 것입니다. 상관계수는 -1~1의 수치를 나타내며, 상관계수가 1일 때 상관도상 데이터가 오른쪽으로 올라가서 일직선으로 나열하고, -1인 경우에는 오른쪽으로 내려간 직선상에 나열합니다. 상관계수의 값이 커도 공변관계가 있다고 할 수 있을 뿐이며, 반드시 인과관계가 있다고는 할 수 없으므로 주의해야 합니다(칼럼⑮, p185).

표 5-5 통계학적 검정

■ **독립변수가 명의척도 (또는 순서척도), 종속변수가 간격척도**
  a) 독립변수(=요인)가 하나뿐인 경우
  1) 요인의 그룹이 2개 → 2군간의 비교
   ① 대응 없음 → 파라메트릭검정 : 등분산성 있음 : 2표본 t 검정
                    등분산성 없음 : 웰치법
          논파라메트릭검정 : 맨 휘트니 검정
   ② 대응 있음 → 파라메트릭검정 : 1표본 t 검정
          논파라메트릭검정 : 윌콕슨의 부호 순위 검정
                    [단 데이터수는 6이상]
  2) 요인의 그룹이 3개 이상 → 다군간의 비교
   ① 대응 없음 → 파라메트릭검정 : 1원배치 분산 분석
          논파라메트릭검정 : 크러스칼 왈리스 검정
   ② 대응 있음 → 파라메트릭검정 : 반복이 있는 1원배치 분산 분석
          논파라메트릭검정 : 프리드만 검정
  b) 독립변수(=요인)이 2개 이상
  1) 요인이 2개 → 2원배치 분산 분석
  2) 요인이 3개 이상 → 3원배치 분산 분석

■ **독립변수가 명의척도, 종속변수도 명의척도**
  카이 2승 (x 2승) 검정

■ **독립변수가 간격척도, 종속변수도 간격척도**
  a) 독립변수가 1개뿐 → 종속변수는 1개 → 회귀분석
  b) 독립변수가 2개이상 → 종속변수는 1개 → 중회귀분석

■ **독립, 종속이라는 방향성 없이 공변관계를 문제 삼는다**
  a) 변수 2개가 간격척도 → 상관분석
  b) 변수 2개가 명의척도 → 카이 2승 (x 2승) 검정

Kaplan-Meier법과 log-rank test(누적의 비교)

치료를 한 후 환자의 생존률을 그래프로 나타낸 것이 생존률곡선입니다. 생존률곡선에는 여러 가지가 있지만, 샘플수가 적을 때에 흔히 이용하는 것이 Kaplan-Meire법입니다. 생존기능은 S(t)로 나타내며, 어느 개인이 시간 t를 넘겨서 생존하는 확률을 나타냅니다. S(t)는 생존·사망에 한정할 필요가 없으며, endpoint는 무엇이라도 괜찮습니다. 5년생존률을 계산하는 경우에, 대상자 전원의 5년 후의 생사를 파악할 수 있으면 되지만, 여러 이유에서 5년후의 생사를 확인할 수 없는 경우가 있습니다. 이와 같이 중간에 중단한 예가 있는 데이터에서 생존률을 계산하는 방법이 Kaplan-Meire법입니다. 복수의 생존곡선을 비교하는 경우에는 log-rank테스트를 합니다.

칼럼 15 상관관계와 인과관계는 같은가?

통계학은 '상관의 강도'를 취급하는 학문이라고 할 수 있습니다. 그럼, '상관관계'와 '인과관계'는 같은 것일까요? 池谷裕二 교수는 제2장에도 등장한 『단순한 뇌, 복잡한 '나'』(강담사) 중에서, 다음과 같이 기술하고 있습니다.

> '아니 아니, 나는 인과도 증명할 수 있어요'라는 입장인 사람, 있습니까? 만일 있다면 철저히 나와 의논해 봅시다. 프로입장에서 말하자면, '뇌는 상관이 강할 때에, 멋대로 "인과관계가 있다"고 해석해 버린다'는 것이지요.
> (중략)
> 그럼, 과학적으로 인과관계를 도출할 수 없다면, 이 세상의 어디에 '인과관계'가 존재하는 것일까요? 대답은 '우리들 마음 속에'가 됩니다. 즉, 뇌가 그렇게 해석하고 있을 뿐, 인과라는 것은 뇌의 착각인 것입니다.
>
> (池谷裕二 『단순한 뇌, 복잡한 '나' : 또는 자신을 이용하면서 진화한 뇌를 둘러싼 4가지 강의』 강담사, 2013, p28-29에서 인용)

제 6 장

자! 발표

마침내 본서도 최종장이 되었습니다. 열심히 생각하고, 준비를 거듭해왔습니다. 자, 이제 발표의 장입니다.

연구발표에서는 큰 소리로 명료하게 얘기합니다. 제한시간을 지키는 것은 최소한의 룰. 원고를 봉독하는 것은 안됩니다. 연구배경을 가능한 짧게 기술하고, 연구목적을 명확하게 나타냅니다.

임상연구에서는 연구디자인을 제시하고, 가설의 검증에 어떤 아웃컴을 측정·계측했는지 알기 쉽게 설명합니다. 기초연구에서는 가설을 뒷받침하는 대부분의 결과를, 임상연구에서는 핵심이 되는 결과를 확실히 나타냅니다. 고찰은 툴민 모델에 입각하여, 논리정연하게 기술합니다. 결론은 항상 간결 명료해야 합니다.

1 어떤 사람을 대상으로 이야기하는가?

'프레젠테이션에서는 이야기하는 대상이 어떤 사람인지를 의식해야 한다'고 흔히 말합니다. 확실히 '상대가 전문가인지 전혀 모르는 문외한인지?' '같은 전문가라도 전문분야가 다른지?' '연령층은?' 등을 고려해야 합니다. 같은 영역의 전문가라면, 전문용어를 하나하나 설명할 필요가 없지만, 전문영역이 다른 사람인 경우에는 자신들의 공통언어인 전문용어는 알기 쉽게 설명해야 합니다. 나도 비전공인 사람 앞에서 강연하는 경우가 종종 있는데, 그 때는 용어의 사용법에 특히 신경을 씁니다.

2 큰 소리로 명료하게 얘기한다

매우 훌륭한 발표인데, 너무 듣기 힘든 발표자가 있습니다. 큰 소리로 명료하게 얘기하는 것이 중요합니다. 우리들은 얘기하는 것에 관해서 확실한 트레이닝을 받지 못해서, 능숙하게 얘기하지 못하는 것도 무리가 아닙니다. 선천적인 성질(声質) 등도 문제가 될 수도 있겠지만, 이것은 어쩔 수 없습니다.

단지, 듣기 쉬운 화법은 성질(声質)보다도, 음성이 안정되어 있는 경우나 발음연습이나 억양 등이 상당히 중요합니다. 이것은 연습으로 어느 정도 극복할 수 있습니다. 발표초심자는 가능한 몇 번이고 연습을 합니다. 그리고 큰 소리로 얘기합니다.

3 제한시간을 지킨다

심포지움이나 파넬디스커션이라면 10~30분의 발표시간이 주어지는데, 일반연제에서는 평균 5~6분 정도입니다. 좋은 결과가 나온 연구에서는 이것저것 모두 얘기하고 싶어집니다. 아무리 시간이 있어도 부족합니다. 그것을 꾹 참고, 슬라이드 작성과 마찬가지로 내용을 shape up합니다. 제한시간을 지키지 않는 발표는 사람들로부터 시간을 빼앗는 것과 같습니다. 최선을 다해서 제한시간 내에 끝내도록 합니다. 5~6분의 발표시간이라면 제한시간 30초를 초과하면, 슬라이드를 중단해도 불평할 수가 없습니다.

여기에서 끊고, 버리고, 벗어나는 것(斷捨離)입니다. 이것은 야마시타 히데코씨의 조어(造語)인데, 요가의 행법인 '단행(斷行)', '사행(捨行)', '이행(離行)'의 견해를 응용하여, 일상생활이나 인생의 불필요한 것을 끊고, 버리고, 사물에 대한 집착에서 해방된다는 개념입니다. '단(斷)'은 들어오는 필요 없는 것을 끊는다, '사(捨)'는 집에 계속 있는 필요 없는 것을 버린다, '리(離)'는 사물에 대한 집착에서 벗어난다는 의미입니다. 이와 같은 야마시타 히테코씨의 생각은 정리술은 아니지만, 물건을 버리는 것이 어려운 것과 마찬가지로, 발표내용을 버리는 것 또한 결코 쉽지 않습니다. 가르 레이놀즈씨의 『심플 프레젠』을 읽으면 언제나 야마시타씨의 『단사리(斷捨離)』를 생각하게 됩니다.

자신이 전하고자 하는 메시지에서 불필요한 것이 무엇인지를 우선 생각합니다. 가르 레이놀즈씨는 무엇을 버려야 좋을지 모를 때는 'So-what(그것이, 어떠했다)를 생각하라'고 설명합니다. 전하고자 하는 메시지에 정말로 그 내용이 필요한지를 생각합니다. 알기 쉽다는 것의 본질은 버리는 것에 있습니다.

4　발표원고의 봉독은 그만두자

국제학회에 가서 여러 나라 사람들의 발표를 들으면, 발표회장에서 원고를 읽고 있는 사람은 한 사람도 없습니다. 일본인을 제외하고는!

'그런 말을 하다니, 일본인은 영어가 서투르니까 어쩔 수 없지'라는 소리가 들리는 것 같습니다. 확실히 일본인은 영어가 서툽니다. 나도 서툴러서 영어 발표는 언제나 조마조마합니다. 하지만 말이지요, 일본에서 열리는 학회나 연구회에서도 아직까지 대부분의 사람들이 원고를 읽으면서 발표를 하고 있습니다. 이것은 어학의 문제가 아닙니다.

발표에서는 청중을 제대로 보고 설명해야 합니다. 가능하면 청중과 eye contact 할 수 있도록 합니다. 그러기 위해서는 원고를 읽고 있어서는 안됩니다. 발표는 낭독컨테스트가 아니니까요.

그렇게 말하면, '발표원고를 만들면 안됩니까?'라고 묻습니다. 발표에 익숙하지 않은 초심자는 만들어도 됩니다. '아~, 다행이다. 그럼, 발표원고를 통째로 외우면 되겠네요'라고 반응하게 됩니다. 대답은 NO입니다.

발표원고를 만드는 목적은 발표내용을 확실히 정리·이해하는 것과, 발표의 제한시간 내에 어느 정도 얘기할 수 있는가를 파악하기 위해서입니다. 발표원고를 통째로 암기하면, 당일 발표에서 깜빡 잊어버렸을 때에 얼어버리게 됩니다. 발표원고를 통째로 암기하는 것만은 절대로 해서는 안됩니다. 발표초심자는 몇 번이고(때로는 수십 번) 발표원고를 읽는 연습을 하면 됩니다. 이것으로 머리 속에 발표내용이 확실히 정리되고, 제한시간 내에 발표를 끝내는 것에도 익숙해집니다.

다음 스텝은 이 발표원고를 쓰레기통에 버리는 것입니다. 실제 발표를 상정하고, 눈 앞에 청중이 있다고 생각하고, '실제 발표연습'을 하십시오. 메모 정도는 준비해도 되지만, 원칙적으로 발표원고를 읽어서는 안됩니다(이제 쓰레기통 속에 있어서 읽을 수도 없다고 생각하지만). 그리고 발표는 구어체로 하십시오. 구어체란 일상회화에 사용하는 말로, 사물을 음성으로 전달할 때에 자연스럽게 선택하는 말입니다. 사물을 문자로 전달하는 문어체와는 목적이 다릅니다.

이미 쓰레기통에 들어간 발표원고이지만, '문어체'였던 것은 아닌지요? 귀로 듣고 이해하기 쉬운 것은 '문어체' 식의 얘기방식이 아니라, '구어체' 식의 얘기방식입니다. '이다' 식이 아니라, '입니다/합니다' 식으로 얘기합니다. 처음에 만든 발표원고를 '문어체'로 썼다면, '구어체'로 바꾼 단계에서 발표시간이 부족해지는 것이 보통입니다. 전달법을 바꾸거나, 경우에 따라서는 슬라이드의 일부를 사용하지 않는 재수정이 필요합니다.

5 연구배경

A 연구의 중요성을 주장한다

발표에서는 처음에 연구배경을 기술하는 것이 일반적입니다. 여기에서는 왜 이 연구를 한 것인지를 주장해야 합니다. 다시 말해서 '자신들이 선택한 연구테마는 이런 중요한 점을 포함하고 있다'는 것을 claim[주장]하는 것이 특히 중요합니다. 그러기 위해서는 data[사실]과 warrant[논거]를 나타내야 합니다. 이 경우의 data[사실]는 선행연구가 중심이 되고, warrant[논거]는 선행연구의 평가와 문제점의 지적이 됩니다. 그 다음에, 자신들이 선택한 연구테마가 중요하다는 점을 주장합니다. 따라서 배경으로는 통상 다음의 항목이 포함됩니다.

- 연구의 동기
- 연구테마에 대한 흥미·관심
- 연구테마의 중요성
- 선행연구의 상황
- 선행연구의 평가와 문제점

'이런 것을 열심히 얘기하면 아무리 시간이 많아도 부족하지 않겠습니까?'라고 말하는 당신, 옳습니다.

B 연구배경은 간략하게

학술논문에서는 연구배경을 어느 정도 확실히 쓸 필요가 있습니다. 그 논문을 우리들의 연구테마에 관해서 잘 알고 있는 사람만 읽는 것은 아니기 때문입니다. 한편, 학회나 연구회에서의 발표는 너무 장황하게 배경을 기술하는 것은 유리한 대책이 아닙니다. 이유는 2가지입니다.

첫 번째 이유는, 발표는 제한시간이 있어서, 자신들이 한 오리지널 연구의 대상·방법, 결과, 고찰, 결론에 알맞게 시간을 할애하여 설명해야 하기 때문입니다. 논문이라면, 독자는 자신이 필요하다고 생각하면, 배경부분도 정독하고, 필요하지 않은 정보라면 빼놓고 읽을 수도 있습니다. 너무 배경을 길게 써서 검토위원(reviewer)으로부터 짧게 하라고 지시를 받는 경우가 있는데, 자세한 배경을 써도 그다지 문제가 없습니다. 그러나 제한시간이라는 틀이 있는 발표에서는, 가장 중요한 부분에 충분한 시간을 할애할 필요가 있습니다. 연구성과발표 중에 연구배경이 가장 중요하다는 상황은 있을 수 없습니다. 따라서 배경을 장황하게 기술할 필요가 없습니다.

두 번째 이유는, 학회나 연구회의 발표라는 한정입니다만, 청중은 그 연구테마에 정통한 사람이 대부분이라고 생각해도 되기 때문입니다. data[사실]로서의 선행연구나 그 선행연구에서 우리들의 오리지널 연구의 중요성을 이끌기 위한 warrant[논거]는 발표자와 청중 사이에서 공통인식으로 성립되어 있는 경우가 대부분입니다. 툴민모델에서도 자명한 warrant[논거]는 생략할 수 있게 되어 있습니다. 추가로, 학회나 연구회의 청중은 발표내용의 다이제스트인 초록을 가지고 있으므로, 대략적인 발표내용을 이미 이해하고 있습니다. 그 때문에 상세한 배경을 장황하게 설명할 필요가 없습니다.

학회나 연구회에서의 발표는 연구배경은 가능한 간략하게 하는 것이 좋습니다. 이점이 논문과 다른 점입니다. 단, 연구목적과 직결되는 선행연구의 평가와 문제점은 확실히 짧게 설명하는 것이 중요합니다.

칼 럼 **16** 반칙사항

아무리 연구해도 발표시간이 짧을 때가 있었습니다. 어떻게 할까 궁리한 결과, 연구배경을 빼버리고 돌연 '본 연구의 목적은…'으로 시작한 적이 있었습니다. 반칙기술이지만, 전문영역의 발표에서 시간제한이 엄격할 때에는 효과적입니다.

증례보고를 제외한 연구발표에서는 반드시 그 연구의 목적을 기술해야 합니다. 증례보고의 목적은 치료경과나 치료결과를 상세히 보고하게 되어 있어서, 굳이 목적을 기술할 필요가 없습니다. 하지만, 이번에 우리들은 ○○을 경험해서, 약간의 문헌적 고찰을 추가하여 보고한다'고 한마디 덧붙이는 것이 무슨 까닭인지 이 분야의 전통이 되어 있습니다. 이것은 안됩니다. 이전에 학내의 예행연습에서 어떤 선생님이 '문헌을 고찰한다면 약간이 아니라, 확실히 하라'고 해서 폭소를 터트린 적이 있었습니다. 확실히 영어 발표에서 '약간의 문헌적 고찰을 추가하여'라고 말하면, 상당히 이상하게 생각되겠지요.

한편, 증례보고 이외의 임상연구는 어떤 문제를 제기하고, 그 문제를 밝히려는 것입니다. 무엇을 문제로 하는가는 배경에 기술되어 있을 것입니다. 연구목적에서 기술하는 것은 이 연구를 함으로써 무엇을 밝히려고 하는가 입니다. 영어에서는 "The primary concern of this research is to…"라든가, "The purpose of the present study is to…"라고 기술하는 경우가 많습니다. '본 연구에서 가장 알리고자 하는 것은 ~라는 것입니다' '본 연구의 목적은, ~하는 것입니다'라는 식으로 기술하면 됩니다.

임상연구에 비해서 기초연구가 취급하는 범위는 확대됩니다. 소립자에서 우주까지 포함됩니다. 대부분의 기초연구는 가설검증적 연구의 형식으로 정리됩니다. 반대로, 기초연구에서 가설탐색적 연구가 되면, 요컨대 예비실험에 해당되는 것이라서, 엄숙한 학회나 연구회에서 발표할 것이 못됩니다. 가설검증적 연구인 경우, '목적'을 쓰는 것은 간단합니다. 가설을 검증하는 것이 '목적'이니까, 그것에 따라서 쓰기만 하면 됩니다. 그런데 곤란한 경우가 있습니다.

타과에 관해서는 잘 모르겠지만, 정형외과에서는 시험관을 흔드는 기초연구뿐 아니라, 병태가 있는 관절기능을 술전·술중·술후에 검사하는 사람을 대상으로 하는 기초연구도 흔히 행해지고 있습니다. 이 기초데이터가 치료성적의 향상에 도움이 되는 경우가 많기 때문입니다.

종종 있는 것이, 임기응변적으로 여러 가지 상황을 검사하여 많은 데이터를 가져오고, 이것을 통계 해석하여 발표하고자 하는 상담입니다. 가설탐색적 연구에서는 임기응변적으로 여러 가지 데이터를 모으는 것이 허락되지만, 이 경우에는 통계학적 '검정'은 원칙적으로 필요 없습니다. 발표하는 경우도 그래프를 나타내어, '이거 이거, 이러한 경향이었습니다'라고 밖에 할 수 없는 것입니다. 유감스럽게도, 대부분의 정형외과의는 가설탐색적 연구와 가설검증적 연구를 구별하지 못하여, 학회나 연구회에서 통계학적으로 검정하지 않은 데이터를 내놓게 된다면, 손쉬운 먹잇감이 되어 버릴 것입니다. '통계 처리하지 않았습니까?'라든가 '통계학적으로 유의하지 않은 것은 주장해도 소용없다' 든가, "트집"을 잡을 수가 있습니다. "트집"을 잡게 되면 곤란하므로, 발표시간에 그럴듯하게 보이게 검정해 주지 않겠느냐며 상담하러 오는 것입니다. 가설이 없는 단계에서 무계획적으로 모은 연구데이터이므로, 착실한 검정 따위는 할 수 없겠지만 말입니다.

프레젠 중에 자신의 연구가 탐색적 연구라는 것을 선언해 두면, 검정하지 않은 것에 대한 정당성을 주장하며, "트집"을 잡는 사람들을 이론적으로 반격할 수가 있습니다. 그러나 "트집"을 잡는 사람들의 대부분은 그렇게까지 깊이 생각하지 않으므로 토론이 서로 부딪히지 않을 것이 틀림없습니다. 그런 쓸데없는 짓을 해서는 안됩니다. 어쩔 수 없이, 어떤 검정을 하여 결과를 제시하게 됩니다. 그 결과, "사이비 가설검증적 연구"가 완성됩니다.

이와 같은 가설탐색적으로 모은 데이터를 "사이비 가설검증적 연구"로 발표하는 경우가 실제로 흔히 행해지고 있습니다. 이 "사이비 가설검증적 연구"는 '목적'을 쓰기가 매우 어렵습니다. 대부분의 경우 '~에 관하여 검토할 것을 목적으로 한다'라는 이유를 알 수 없는 '목적'을 쓸 수밖에 없습니다.

슬라이드의 매수제한

지금도 있을지 모르겠는데, 발표할 때 슬라이드의 매수를 제한하는 연구회나 학회가 있었습니다. 언제 타이틀을 포함하여 10장 이내인 경우도 있었습니다. 당시는 리얼한 슬라이드를 10장 정도 연속되는 슬라이드폴더에 넣거나, 캐러셀 이라는 것에 넣어서 영사하고 있었습니다. 슬라이드폴더인 경우는 슬라이드를 영사하는 사람이 수동으로 차례대로 슬라이드를 보냈습니다. 캐러셀은 스위치 를 누르면 다음 슬라이드로 이동하는 구조로 되어 있었습니다. 한 사람의 발표 자가 많은 슬라이드를 사용하면 캐러셀이 부족해져서, 영사하는 사람이 큰일이 었겠지요. 그 때문에 슬라이드 매수가 제한되었다고 생각합니다.

이와 같은 걱정이 없어진 오늘날에는 애당초 슬라이드 매수를 제한할 필요가 없어졌습니다.

7 대상과 방법

A 연구디자인을 의식하게 한다

임상연구의 발표에서는 반드시 연구디자인을 제시하도록 합니다.

연구회나 학회에서 발표를 듣고 있으면, 대부분의 임상연구 발표에서, 연구디자 인이 기술되어 있지 않습니다. 물론 발표 내용을 듣고 있으면, 어떤 연구디자인에 의한 발표인지는 이해할 수 있습니다. 그래도 구체적인 연구방법을 제시하기 전에, 그 연구가 어떤 디자인의 것인지를 제시해 두어야 합니다. 그러면 그 후에 이어지 는 구체적인 연구방법을 보다 쉽게 이해할 수 있기 때문입니다. 만일, 무작위 배정 비교시험이라는 연구디자인이 제시되었다면, '어떤 군에 배정한 것일까?'라고 생각 할 것이고, 코호트 연구라고 기술했다면, '어떤 개입 또는 노출에 관해서 조사한 것일까?'라고 생각할 것입니다. 증례집적이라면, '어떤 아웃컴에 주목한 연구일까?' 라고 생각할 것입니다.

연구디자인을 청중에게 의식하게 함으로써, 청중은 연구 전체의 큰 틀을 파악할 수 있으며, 발표하고 있는 연구가 어느 방향으로 향하는지를 알 수 있을 것입니다.

B 대상을 정의한다

임상연구에서는 반드시 대상이 되는 환자와 병태가 있습니다. 어떤 환자나 병태를 대상으로 한 것인지를 정의해 두어야 합니다. 무작위 배정 비교시험이나 코호트 연구에서는 inclusion criteria와 exclusion criteria를 정확하게 설명합니다. 이제부터 발표하는 연구에서는 어떤 환자를 대상으로 하며, 어떤 환자를 대상으로 하지 않는지 선을 정확히 긋는 것입니다. 같은 연구라도 대상이 다르면 결과도 달라집니다.

C outcome : 무엇을 관찰·측정·계측했는가

임상연구에서 이용하는 아웃컴은 효과측정지표 또는 효과측정항목의 의미입니다. 요컨대 무엇을 관찰·측정·계측했는가 하는 것이지요. 평가한 아웃컴이 true outcome인지 surrogate outcome인지도 이해해 두는 것이 중요합니다(제5장-2-H, p163). 항암제에서는 암의 축소효과보다 생존기간의 연장이나 QOL의 향상이 생명이나 건강에서 보다 유익하다고 생각되므로, 후자가 true outcome이었습니다.

이해하기 쉬운 일반적인 지표라면, 프레젠에서 상세히 기술할 필요가 없지만, 연구팀이 독자적으로 사용하는 지표인 경우에는 청중이 이해할 수 있도록 알기 쉽게 설명해야 합니다.

D 통계수법은 간략하게

가설검증적 연구에서는 그 가설을 검증하기 위해서 정량적 평가가 필요합니다. 정량적 평가에는 통계학적 수법(검정과 추정)을 이용합니다. 가설탐색적 연구에서는 본래, 통계학적 검정은 의미가 없어서, 기술통계가 중심이 됩니다. 그런데 임상연구에서는 앞에서 기술하였듯이, 가설탐색적 연구와 가설검증적 연구의 차이를 그다지 의식하지 않아서, 무엇이든지 통계학적 검정을 하는 현상이 일어나고 있습니다.

프레젠에서는 어떤 통계학적 검정법을 사용했는지 기술해야 합니다. 단, 통계학적 수법은 연구의 주역이 아니므로, 특별한 경우를 제외하고는 그다지 상세히 기술할 필요는 없습니다. 로지스틱회귀 등을 사용하는 경우에는 변수변환 등에서 설명이 조금 복잡해지지만, 가능한 간단하게 설명하도록 노력합니다.

8 결 과

기초연구에서는 어느 가설을 검증하기 위해서 여러 가지 상황증거를 중복해서 설명하려고 합니다. 관련이나 상관의 강도를 가지고, 인과관계를 추측하려는 것이지요. 그 때문에 기초연구에서는 한 가지 실험모델에 관해서, 가능한 많은 상황증거를 모아서, 여러 가지 검토를 행하는 것이 보통입니다. 조직학적 검토, 면역조직화학적 검토, 생체역학적 검토 등입니다. 각 검토항목 안에도 좀 더 세분화된 방법이 이용됩니다. 염색법만도 많이 있습니다. 그 때문에 발표해야 할 결과는 산더미만큼 많이 나오는 것이 보통입니다. 이해하기 쉬운 발표를 하기 위해서는 실험결과를 나열하는 것이 아니라, 개개 검색이 무엇을 밝히기 위해서 행해진 것인지를, 확실히 제시하면서 발표하는 것이 중요합니다.

단, 기초연구의 내용이 전문적이 되면 될수록, 청중은 그 분야에 상세한 사람만 모이는 경향이 있으므로, 너무 상식적인 얘기는 필요 없게 됩니다. 그보다는 보기 쉬운 슬라이드로 발표하는 것이 중요합니다. 이것에 관해서는 제1~3장에서 설명한 것이 도움이 되리라 생각합니다.

한편, 임상연구, 특히 가설검증적 연구에서는 제시해야 할 핵심결과가 의외로 적습니다. 확실한 가설이 설정되어 있는 경우에는 결과도 그 가설을 증명할 수 있었는가 없었는가 하는 심플한 것이 됩니다. 예를 들어, 기존의 A라는 치료법에 대해서 B라는 치료법이 좋다고 생각하여, 이 2가지 치료법을 배당한 경우, 설정한 아웃컴에서 치료법 A와 치료법 B의 우열을 비교할 뿐입니다. 설정한 아웃컴이 많아지면, 각각에 관해서 우열을 비교하는 셈이지만, 핵심이 되는 중요한 아웃컴은 그 중의 하나일 뿐입니다. 그 밖의 부차적인 아웃컴은 중요도도 낮아서, 발표시간 내에 정리하는 범위에서 공표하면 됩니다.

여기에서도 가장 어려운 것이 가설탐색적으로 모은 데이터를 "사이비 가설검증적 연구"로서 발표하는 경우입니다. 임상연구인 경우도 있고, 사람을 대상으로 한 기초연구인 경우도 있습니다. 본래부터 가설이 없으니까, 설정되어 있는 평가항목은 연구 전에 적당히 정한 항목입니다. 데이터를 보고 나서, '이런 것을 말할 수 있을지도?' 입니다. 탐색적 연구에서는 이것으로 문제가 없습니다. 다음 스텝에서 확실한 실험계획 하에, 가설검증적 연구를 하면 되니까. "사이비 가설검증적 연구"에서는 '이것도 하는 김에 측정해 두는 편이 좋을지도'라는 데이터에까지 통계학적 검정을 하고 있으므로, 많은 결과가 나와서 수습을 할 수 없게 되는 경우도 많습니다. 종종, '통계학적으로 유의한 결과가 나온 항목'이라는 것도 있으니까, 이 시점에서 일희일우(一喜一憂) 하는 것은 소용없습니다. 통계학적으로 유의한 차가 나온 항목에 관해서 뭔가 설명이 붙는 논리가 있는지를 충분히 검토하지 않으면, 나중에 보복이 오니까 주의를 요합니다.

자신이 한 연구가 "사이비 가설검증적 연구"인 경우에는 데이터 전부를 정리하여 결과로서 발표해서는 안됩니다.

컴퓨터 프레젠에서는 데이터만을 주최자측에 제출하고, 주체자가 준비한 컴퓨터에 데이터를 넣고 발표하는 경우가 많아졌습니다. 그 때문에 데이터의 표준화가 필요해졌습니다. 모두가 다른 프레젠소프트웨어로 작성하게 되면, 그 소프트웨어가 없으면 대응할 수 없게 되기 때문입니다. 아시는 바와 같이, 일반적으로 Windows PC를 사용하는 사람이 압도적으로 많아서, 대부분의 연구회나 학회에서는 Windows의 Power Point가 실질적인 골드스탠다드가 되어 있습니다.

나는 20년 전부터 PC는 Macintosh를 사용하고 있습니다. 연구자 중에는 Mac파인 사람도 많아서, 일본 학회에서는 Windows Power Point가 표준이더라도, Mac을 가져가면 대개는 직접 프로젝터에 연결해 주므로 어려운 일이 거의 없습니다. Mac으로 Power Point를 사용하는 사람도 의외로 많은 것 같습니다. 데이터를 주최자에게 제출하는 것을, 애초에는 싫어하는 연구자도 많이 있었습니다. 자신의 연구데이터가 유출되는 것이나, 개인정보가 포함되는 데이터를 타인에게 건네는 것이 싫었던 것 같습니다. 최근에는 모두 포기한 것인지, 운영측의 상황을 고려하여 데이터를 제공하는 것에 불평하는 사람이 거의 없어졌습니다.

Mac에는 Keynote라는 프레젠소프트웨어가 있습니다. 나는 발매초기부터 사용하고 있습니다. Apple사가 개발한 소프트웨어이므로, 당연 Mac과의 상성(相性)이 뛰어납니다. 동영상이나 영상도 외견상은 하나의 파일로 이루어지며, 한 개의 파일용량이 매우 큰 것이 조금 난점입니다. 하지만, 그 아름다움이 매우 뛰어납니다. Power Point에 비하면 툴이 매우 심플해서 사용하기가 쉽습니다. Keynote를 사용하기 시작했을 무렵에는 Power Point도 익숙해져서, 조금 알기 어려운 조작도 곧 익숙해졌습니다. 알기 어렵다고 느낀 조작의 대부분은, 툴이 너무 심플하게 되어 있었기 때문입니다. Keynote는 버전 업할 때마다, 필요한 부분을 업데이트하여, 현재는 매우 사용하기 쉬운 소프트웨어가 되었습니다.

한때, OS의 문제로 Mac판의 Power Point의 동작이 너무 느린 시기가 있었는데, 이 때 Power Point에서 Keynote로 바꾼 Mac 유저가 많지는 않은지요? Keynote에서는 Mac판에서도 Windows판에서도 Power Point의 데이터를 그대로 읽을 수가 있습니다. 반대로 Keynote의 파일을 Power Point나 PDF, QuickTime 등으로 써 내는 것도 가능합니다. 단, Power Point로 써 낸 데이터는 조금 문자의 위치가 어긋나는 것과, 사진 등의 영상이 떨어지는 것이 난점입니다.

앞에서도 기술하였지만, 일본에서는 Mac를 가지고 가면, Keynote로도 Power Point로도 연구회나 학회에서 대부분의 경우 받아줍니다. 해외에서도 대부분의 경우는 OK였습니다. 단, 완고하게 Power Point 파일을 요구받은 적이 딱 한번 있었습니다. 미국 국제학회에서 발표전날에 주최자에게 Mac을 연결해 줄 수 있는지 확인했더니, 좋다는 대답을 받았는데, 당일 접수에서 바꿔서 연결하는 것이 귀찮다며 Power Point 파일로 해 달라고 한 적이 있었습니다. 조금 당황했지만, Keynote 파일을 Power Point로 제출하여 그럭저럭 발표를 할 수 있었습니다.

Windows PC에서 프로그램의 진행 그 자체를 통제하는 경우도 있습니다. 사회자나 좌장이 프로그램의 번호를 클릭하면, 그 프레젠이 시작되는 시스템입니다. 이러한 경우에는 Mac 유저에게는 유감스러운 일이지만, 주최자의 지시에 따를 수 밖에 없습니다. 해외 학회에서는 Power Point 파일도 준비해 둘 것을 권장합니다. 변환시 글자의 어긋남이 염려되는 경우는, Keynote 파일을 JPEG로 변환하여, Power Point로 영상으로 첨부하는 방법도 있지만, Keynote 특유의 아름다움이 손상됩니다. 변환시 영상의 뒤떨어짐이 싫은 경우에는 영상을 새로 Power Point에 첨부해야 합니다.

9 고 찰

A 고찰이란 결과의 해석이다

'고찰'이란 연구결과의 논리적 해석입니다. '대상과 방법' 및 '결과'에 관해서는 '사실'만을 담담하게 설명합니다. 한편, '고찰'은 claim[주장]입니다. 본서 어딘가에

이 말이 나왔지요. 제4장-2(p138)입니다.

고찰에서는 뜻이 통하면, 원칙적으로 어떤 주장을 해도 된다고 되어 있습니다. 뜻이 통한다는 것은 어떤 것일까요? 논리적으로 이치에 맞는다는 것입니다. 논리 사고의 방법은 제4장에서 설명했듯이, 오늘날은 툴민 모델이 흔히 이용되고 있습니다. 상세한 내용은 제4장을 다시 읽어보도록 하고, 여기에서는 간단히 툴민 모델을 복습해 봅니다.

B 복습 툴민 모델

툴민 모델의 6가지 구성요소는 다음과 같습니다.

- C 논리(claim)   [주장]
- D 논리(data)   [사실]
- W 논리(warrant)   [논거]
- B 논리(backing)   [뒷받침]
- Q 논리(qualifier)   [한정]
- R 논리(rebuttal)   [반증·예외]

고찰에서 '주장'하는 내용(claim=C논리)은 항상 데이터(data=D논리)와 논거 (warrant=W논리)의 지시에 의한 논증책임을 지게 됩니다. 이 삼각logic이 생기면, 고찰에서 무엇을 주장해도 됩니다.

여기에서 중요해지는 것이, 데이터와 주장을 결부시키는 논거(warrant=W논리)와 그것을 보강하는 뒷받침(backing=B논리)입니다. 제4장의 고바야시(小林) 선생님의 논문의 해독에도 나타냈듯이, B논리는 과거에 보고된 논문을 이용하는 경우가 많습니다. 프레젠 전에는 자기 주장의 논거의 뒷받침이 되는 논문을 확실히 읽어두는 것이 중요합니다.

논문이 없는 경우는 어떻게 할까요? 그와 같은 연구(또는 치료법·검사법일 수도 있습니다)는 상당히 혁신적인 연구이거나, 아무래도 좋은 연구 중의 하나입니다. 뒷받침이 없으므로, 혁신적인 연구는 처음에는 모두의 이해를 얻을 수가 없겠지요. 대개는 비판을 받지만, 걱정할 필요가 없습니다. 정말 훌륭한 연구라면, 언젠가 세상에 알려지게 될 것입니다. 후자인 경우는 비판하는 사람도 없으니까 안심하고 다음 연구에 도전합니다.

10 결론은 간결하고 명확하게!

'결론'은 항상 간결하고 명확하게 합니다. 연구의 '목적'에 합치하는 것이어야 합니다.

제 1장-3-C(p35)에서도 설명했지만, 오리지널 연구의 프레젠에서 '결론' 대신에 '정리'를 해서는 안됩니다. 시간 낭비입니다. 가설검증적 연구에서는 설정한 가설이 검증되었는지를 간결하고 당당하게 기술하면 됩니다. 탐색적 연구는 작업가설을 찾아서 다음 단계(가설검증적 연구)로의 방향성을 찾는 연구니까, '내가 조사한 바로는 이거 이거, 이러한 경향이 있는 것 같아서, 이런 가설을 제안하고자 합니다'라고 간결하게 기술하는 것이 좋습니다. 증례보고라면, 그 치료경과에서 찾아낸 반성점이나 의문점을 기술하면 됩니다.

"사이비 가설검증적 연구"에서는 무리하게 검정한 결과를 의지하여 큰 것을 기술하면, 나중에 되갚음을 당한다는 것은 이미 얘기했습니다. 탐색적 연구에서 찾은 가설은 초점을 맞추어 검정에 견딜 듯한 연구계획을 세워서 검증해야 합니다. 무슨 일이나 공을 서두르면 제대로 되는 일이 없습니다.

'결론'이 확실하지 않은 연구의 대부분은 "사이비 가설검증적 연구"입니다. 본래는 가설탐색적 연구의 내용인데, 통계학적 검정 등을 넣어서 마치 가설검증적 연구로 모습을 바꾸고 있으므로, '목적'과 한 일이 합치하지 않거나 또는 '목적'이 애매하고 확실하지 않습니다. 그 때문에 '목적'과 '결론'도 일치하지 않게 됩니다. 교활한 사람은 "사이비 가설검증적 연구"의 '결과'를 보고 나서 '목적'을 생각하는 수법을 취하겠지요. 그렇게 되면 '사이비'인지 '진짜'인지의 감별이 어려워지는데, '사이비'는 곧 정체가 드러나니까 안심하십시오.

흔히 질문을 받았을 때에 '그 점에 관해서는 적극적 시험을 하지 않으면 확실하지 않다고 생각합니다. 앞으로의 과제라고 생각하고 있습니다'라는 식으로 발언합니다. 실제 그러한 경우도 있지만, "사이비 가설검증적 연구"이므로 명확한 대답을 하지 못하는 경우가 많지 않을까요? 훌륭한 가설을 설정하고, 가설검증적 연구의 디자인을 생각하면, 소극적 조사라도 가설의 일부를 검증할 수가 있습니다.

자아, 마지막 항목이 되었습니다. 학회나 연구회에서는 초록을 써서 보내는 일부터 발표의 기회가 주어지게 됩니다. 학회나 연구회의 초록은 구조화초록 (structured abstract)의 형식인 경우가 대부분입니다.

A 연제의 타이틀

연구발표나 논문의 타이틀은 연구의 "얼굴"입니다. 학회나 연구회에서는 초록을 읽어 보고 이 연구를 들으러 갈지를 결정하는, 최초의 계기가 되는 것입니다. 유행도 있는 것 같습니다. 기초연구에서는 결론이나 문제점을 단적으로 나타내는 내용의 타이틀이 늘고 있습니다. 'A는 B의 C작용을 촉진시킨다'라는 식입니다. 임상계 학회에서는 이와 같은 타이틀을 붙이는 것은 아직 소수파입니다.

바로 지금, 손안에 있는 제39회 일본골절치료학회(2013년)의 초록을 참고로 보겠습니다. 세어보니, 7제 정도입니다. 이 학회의 채용연제수는 포스타 발표까지 포함하면 582제로, 결론이나 문제점을 단적으로 나타내는 내용의 타이틀을 붙인 연제는 전체의 1% 정도라고 할 수 있습니다. 알기 쉽고 임팩트도 있는 연제명이지만, 일본어로 했을 때에 문자수가 아무래도 많아지는 문제가 있어서, 일본에서는 좀처럼 보급이 어려울 수도 있습니다.

B 구조화초록

옛날 초록은 지루하게 질질 끄는 문장으로 쓰여진 것이 보통이었습니다. 최근에는 논문에서도 학회나 연구회에서도 구조화되어 쓰여진 초록(structured abstracts)을 이용하는 것이 일반적이 되었습니다. 표제어 항목은 학회나 연구회에 따라서 규정이 있는 경우도 없는 경우도 있지만, 대개 다음과 같이 되어 있습니다.

- Objective [목적] : 연구의 목적, 무엇을 밝히려는 것인가?
- Design [연구디자인] : 연구디자인
- Setting [시설] : 연구가 행해진 장소·시설·조직·환경 등
- Patients [대상환자] : 연구대상으로 한 환자
- Intervention [개입] : 주로 치료법
- Main Outcome Measures [주요평가항목] : 치료효과 등을 판정하기 위해서 이용한 주요평가항목
- Main Result [주요한 결과] : 주요결과
- Conclusion [결론] : 결론

이것이 세계표준입니다. Background[배경]나 Discussion[고찰]을 초록에 넣으면, 문장이 길어지므로 생략하는 경우가 많습니다. 학회나 연구회에서 일본어초록에는 [배경], [목적], [방법], [결과], [고찰], [결론] 등으로 나누어 쓰라고 되어 있는 경우가 많습니다. 제39회 일본골절치료학회의 초록을 보고 아연했습니다. [결론]의 표제어를 붙이고 결론을 쓰고 있는 것이 전체의 20% 정도입니다. 압도적으로 많은 것이 [고찰]로 끝나는 것입니다. 고찰 중에 결론 같은 것이 쓰여 있는 경우도 많지만.

다시 한번, 앞에서 기술한 세계표준의 항목을 보십시오. 중요한 것은 Objective [목적], Main Result[결과], Conclusion[결론]입니다. 초록에서 [고찰]은 그렇게 중요하지 않습니다. 왜일까요?

생각했던 것보다 데이터가 더 중요하기 때문입니다. 초록에서 지루하게 고찰을 쓸 정도라면, [결과]와 단적인 [결론]을 쓰는 편이 훨씬 산뜻하게 읽을 가치가 있습니다.

문자수 제한이 있으므로 [고찰·결론]이나 [결과·결론]이 되는 경우는 빠듯하겠지요. 진짜는 아웃시키고 싶지만. 단, [고찰]에서 끝내고 [결론]이 없는 것은 최종회가 없는 연속극과 같습니다. 가능하면, 주최자측이 증례보고 이외의 연구에 관해서는, [목적]과 [결론]은 표제어를 붙이고 쓰라는 규정만으로, 초록집이 훨씬 가치 있는 것이 되리라 생각하지만, 이루어지지 않는 꿈이겠지요.

에필로그

2013년 9월 20일, 오전 9시, 軽井沢

한 사람의 강사가 스크린 앞에 서서, 멋진 강연을 했습니다. 제62회 동일본정형재해외과학회의 특별강연입니다. 아침 첫 강연이었지만, 회장은 거의 만원입니다. 1시간 이상의 강연을, 인상적인 사진을 충분히 사용한 슬라이드와 거의 10분마다 행해진 퀴즈, 위트가 풍부한 조크로 누구 한 사람 조는 사람이 없었다고 생각합니다. 강사는 가르 레이놀즈씨였습니다.

레이놀즈씨의 강연 후, 이런 소리가 들려왔습니다. '멋진 강연이었지만, 학회나 연구회에서처럼 짧은 강연시간이 아니었잖아, 저런 식으로 프레젠테이션을 하는 것은 무리에요' 내가 몇 개월 전에 느낀 것과 똑같은 의문입니다. 학회나 연구회에서 오리지널 연구성과를 발표하는 경우에는 매우 짧은 시간 내에 연구의 전 내용을 설명해야 합니다. 가르 레이놀즈씨가 제창하는 『심플 프레젠』은 5~6분이라는 짧은 시간의 프레젠에는 소용없는 것이 아닐까 하는 염려입니다. 배경을 얘기하고, 목적을 제시하고, 어떤 대상에 대해서, 어떤 방법을 사용하여, 무엇을 측정·계측하고, 어떤 결과를 얻었는가? 그리고 거기에서 어떤 결론을 이끌었는가를 짧은 시간에 전달한다는 것은 매우 어려운 일입니다.

가르 레이놀즈씨의 『심플 프레젠』을 읽고, 무엇이든지 모두 사진을 첨부하면 된다고 착각하는 사람도 있습니다. 확실히 TED 컨퍼런스에서는 인상적인 사진과 짧은 어귀의 슬라이드 강연이 많지만, 발표시간이 짧은 학회나 연구회의 프레젠을 시종 이 방법만 사용하게 되면 문제가 생깁니다. 너무 데이터가 단순화되면, 연구성과의 얕은 내용밖에 제시하지 못하는 수가 있습니다. 반대로 슬라이드 속에 너무 많은 정보를 담으면, 연구성과의 어디가 중요한지를 전달할 수 없게 됩니다. 복잡한 내용을 어떻게 심플하게 전달하는지는 정말 어려운 일입니다.

다행히, 연구회나 학회의 프레젠에는 연구의 배경, 목적, 대상, 방법, 결과, 고찰, 결론이라는 프레임이 있습니다. 이것은 프레젠을 하기 위한 '형식'이 됩니다. 이 '형식'이 있어서, 이해하기 힘든 프레젠테이션이라도 우리들은 그럭저럭 발표내용을 이해할 수 있습니다.

관점을 바꾸어, 이 '형식'만 유지하면, 각 프레임 속에서 우리들에게는 상당한 자유가 주어지게 됩니다. 어떤 수법을 사용해도 됩니다. 깜짝 놀랄 정도의 큰 문자, 큰 사진이나 슬라이드, 동영상을 사용한 이해하기 쉬운 슬라이드로 발표하십시오.

2013년 10월 17일, 오전 0시, 도쿄

연구를 지도하고 있는 대학원생으로부터 국제전화가 걸려왔습니다. 베니스에서 열리고 있는 8th Combined Meeting of Orthopaedic Research Society(CORS)에서 그녀의 강연이 Best Oral Presentation Award에 선발되었다는 기쁜 소식이었습니다. CORS는 3년마다 개최되는 유럽, 미국, 캐나다, 일본의 정형외과 기초연구의 큰 합동회의입니다.

'이번 발표도 심플 프레젠으로 하라'는 지시만 했었습니다. 그녀가 가지고 온 슬라이드는 문장이 거의 없는 멋진 디자인의 슬라이드였습니다. 좀 화려하지 않나 라고 생각했지만, 그대로 OK했습니다.

실은 출발 전에 이런 상담을 받았었습니다.

'심플 프레젠에서는 얘기하는 내용이 상대에게 전달되는 것이 전제라고 생각합니다. 나는 영어 발음에 자신이 없어서, 내 영어가 자막(슬라이드 속의 문장) 없이 얼마나 전달될지 불안합니다. 선생님께 배워서 거의 문장이 없는 슬라이드를 만들었는데, 조금 더 문자를 넣을까 고민 중입니다'

당연한 고민입니다. 그녀의 친구가 외국인에게 물어보니, '일본인의 영어프레젠은 거의 알아들을 수가 없다, 단, 일본인이니까 분명히 굉장한 것을 했을 것이라는 분위기로 박수를 치거나, 슬라이드의 문자를 읽고 이해하여 질문하는 것'이라고 했답니다.

확실히 발음이 나쁘면, 전혀 통하지 않는 말이나 용어가 있습니다. 나도 "crack"을 잘 발음하지 못해서, 이쪽 의도를 전달하지 못해 곤란했던 적이 있었습니다. 그러나 일본인의 영어프레젠이 통하지 않는 가장 큰 이유는 아래를 보고 작은 목소리로 '원고'를 빠르게 읽기 때문이라고 설명했습니다. '서툴러도 되니까, 원고를 읽지 말고 듣고 있는 사람의 눈을 보면서 eye contact할 정도의 마음으로 하라'고 격려했습니다. 본인도 하지 못하는 것을 요구하는, 지독한 지도자였습니다.

그녀의 프레젠은 본서에서 해설한 수법을 충분히 살린 멋진 발표였을 것입니다.

연습회의 발표밖에 듣지 못했지만, 실전에 강한 그녀가 당당하게 발표했을 것은 의심의 여지가 없습니다. 일본인의 프레젠과 마찬가지로, 구미 연구자의 발표도 변함없이 문자정보가 많은 슬라이드가 압도적으로 많았다고 합니다. 연구내용뿐 아니라, 이해하기 쉬운 프레젠을 명심하는 것이 얼마나 중요한가 하는 것을 재인식하게 되었습니다. 발표시간이 짧은 연제에서도, 또는 발표시간이 짧기 때문에 심플하게 연구성과를 전달하는 것이 중요합니다.

본서를 읽어주신 여러분의 귀중한 연구성과가 많은 사람들에게 이해하기 쉽게 전달될 수 있다면 필자로서 더할 나위 없는 기쁨이겠습니다.

참고문헌

제1장

- 가르 레이놀즈 『심플 프레젠』 일경 비즈니스 아소시에 (편), 일경 BP사, 도쿄, 2011
- 高橋征義 『방대한 프레젠 다카하시method 책』 soft bank creative, 도쿄, 2005
- 板谷成雄 외 『디자인을 배운다 3 : 문자와 타이포그래피(typography)』 MDN cooperation, 도쿄, 2013
- 池上 彰 『전달하는 힘 : '이야기한다' '쓴다' '듣는다' 능력이 일을 변화시킨다!』 PHP연구소, 도쿄, 2007
- 吉田 Takayoshi 『최강의 프레젠테이션 : 뇌를 공략!』 PHP연구소, 도쿄, 2008
- 로버트·R H 암홀트 『이과계를 위한 구두발표술 : 청중을 매료시키는 20가지 원칙』 鈴木 炎 외 (역), 강담사, 도쿄, 2008

제2장

- 가르 레이놀즈 『심플 프레젠』 일경 비즈니스 아소시에 (편), 일경 BP사, 도쿄, 2011
- 高橋征義 『방대한 프레젠 다카하시method 책』 soft bank creative, 도쿄, 2005
- 板谷成雄 외 『디자인을 배운다 3 : 문자와 타이포그래피(typography)』 MDN cooperation, 도쿄, 2013
- 石田恭輔 『디자인을 배운다2 : 색채와 배색의 이론』 MDN cooperation, 도쿄, 2013
- 宮野公樹 『연구발표를 위한 슬라이드 디자인 : '이해하기 쉬운 슬라이드 제작'의 룰』 강담사, 도쿄, 2013
- 高野雅弘 『Illustrator 10년 사용할 수 있는 역순수첩』 soft bank creative, 도쿄, 2009
- 瀧上園枝 『Illustrator 디자인편리장』 상영사, 도쿄, 2005
- 草間 悟 『공부·연구·발표의 기법』 남강당, 도쿄, 1996
- 池谷祐二 『단순한 뇌, 복잡한 '나' : 또는 자신을 이용하면서 진화한 뇌를 둘러싼 4가지 강의』 강담사, 도쿄, 2013
- 로버트·R·H·암홀트 『이과계를 위한 구두발표술 : 청중을 매료시키는 20가지 원칙』
- 鈴木 炎 외 (역), 강담사, 도쿄, 2008

제3장

- 『특집 : EBM이 남긴 것』 일경 메디컬, 2005년 2월호

제4장

- 横山雅彦 『고교생을 위한 논리사고 트레이닝』 축마서방, 도쿄, 2006
- 苫米地英人 『사람을 움직이는 '초' 서식트레이닝 : 극적인 성과를 거두는 경이로운 작문술』 soft bank creative, 도쿄, 2011
- Kobayashi M et al : Early full range of shoulder and elbow notion is possible after minimally invasive plate osteosynthesis for humeral shaft fracture. J Orthop Trauma 24 : 212-216, 2010

  〈상기 논문 내에서 인용된 문헌〉

  - Niall DM et al : Plating of humeral shaft fractures : ahs the pendulum swung back? Injury 35 : 580-586, 2004
  - Bhandari M et al : Compression plating versus intramedullary nailing of humeral shaft fractures : a meta-analysis. Acta Orthop 77 : 279-284, 2006
  - Livani B, Belangero WD : Bridging plate osteosynthesis of humeral shaft fractures. Injury 35 : 587-595, 2004
  - Apivatthakakul T et al : Minimally invasive plate osteosynthesis (MIPO) of the humeral shaft fracture: is it possible? : a cadaveric study and preliminary report. Injury 36 : 530-538, 2005

- 『지니어스 영일 (제4판)·일영 (제3판) 사전』 로고비스타사 [전자사전]
- 일본물리학회 (편) 『과학영어논문의 모든 것, 제2판』 환선, 도쿄, 1999

제5장

- 市原淸志 『바이오사이언스의 통계학 : 바르게 활용하기 위한 실천이론』 남강당, 도쿄, 1990
- 岡本安晴 『계량심리학 : 마음의 과학적 표현을 목표로』 배풍관, 도쿄, 2006
- 李啓充 『미국의료의 빛과 그림자 : 의료 과오 방지에서 managed care까지』 의학서원, 도쿄, 2000
- 津谷喜一郎 : EBM에 있어서 evidence의 음미. Ther Res 24 : 1415-1422, 2003
- 高橋昌一郎 『지성의 한계 : 불가측성·불확실성·불가지성』 강담사, 도쿄, 2010

- 池谷祐二 『단순한 뇌, 복잡한 '나' : 또는 자신을 이용하면서 진화한 뇌를 둘러싼 4가지 강의』 강담사, 도쿄, 2013
- Parker MJ, Gurusamy K : Internal fixation versus arthroplasty for intracapsular

proximal femoral fractures in adults (Review). : The Cochrane Collaboration, Issue 2, John Wiley & Sons West, West Sussex, 2008

- Clinical Research for Surgeons, Bhandari M et al (eds), Thieme, Yew York, 2008
- Evidence-Based Orthopedics, Bhandari M (ed), John Wiley & Sons West, West Sussex, 2012
- 『코빌드영영사전 (영어판), 버전2.0.3』 물서당 [전자사전]
- 『롱맨현대영영사전, 5정판』 동원서점, 도쿄, 2008
- 『영사랑(英辭郎) Ver. 113 (2008. 9판)』[사전검색소프트]

제6장

- 야마시타 히데코『작업에 효과적인 '단샤리(끊고, 버리고, 벗어나는 것(斷捨離))'』角川마케팅, 도쿄, 2011
- 橫山雅彥 『고교생을 위한 논리사고 트레이닝』 축마서방, 도쿄, 2006
- 苫米地英人『사람을 움직이는 '초' 서식트레이닝 : 극적인 성과를 거두는 경이로운 작문술』 soft bank creative, 도쿄, 2011
- 草間 悟『공부·연구·발표의 기법』 남강당, 도쿄, 1996
- 가르 레이놀즈『심플 프레젠』 일경 비즈니스 아소시에 (편), 일경 BP사, 도쿄, 2011
- 로버트·R·H·암홀트『이과계를 위한 구두발표술 : 청중을 매료시키는 20가지 원칙』鈴木 炎 외 (역), 강담사, 도쿄, 2008

참고사이트 [2014년 2월 현재]

제1장

- 高橋征義 『高橋 method』(http://www.rubycolor.org/takahashi/)
- 高橋佑磨, 片山natsu『전달하는 디자인 : 연구발표의 유니버설 디자인』 (http://tsutawarudesign.web.fc2.com/)
- 『gettyimages®』(http://www.gettyimages.co.jp/)

제2장

- 『가르 레이놀즈 오피셜사이트』(http://www.garrreynolds.com/jp/)
- 『TEDxTokyo』(http://www.tedxtokyo.com/)
- 高橋佑磨, 片山natsu『전달하는 디자인 : 연구발표의 유니버설 디자인』

(http://tsutawarudesign.web.fc2.com/)
- Mark Boulton 『Whitespace, A LIST APART』(http://alistapart.com/article/whitespace)

〈상기사이트의 일본어번역〉

- 『여백의 미』(http://hail2u.net/documents/ala-whitespace.html)
- 『amanaimages』(http://amanaimages.com/indexTop.aspx)
- 『Fotosearch®』(http://www.fotosearch.com/)
- 『gettyimages®』(http://www.gettyimages.co.jp/)

제3장

- 『연수의.com』(http://kensyui.com/)
- 『사진소재 아시나리(足成)』(http://www.ashinari.com/)
- 『123RF®』(http://www.123rf.com/)
- 『gettyimages®』(http://www.gettyimages.co.jp/)

제5장

- 津谷喜一郎 『Cirulation Forum : EBM에 있어서 evidence의 음미』 (http://www.lifescience.jp/ebm/opinion/200308)
- 『Oxford Centre for Evidence-Based Medicine Levels of Evidence』 (http://www.cebm.net/)

색 인

저자소개

渡部 欣忍 (와타나베 요시노부)

1961년 교토부 교토시 출생.
1987년 교토부립 의과대학 졸업. 의학박사.
현재, 데이쿄(帝京)대학의학부 정형외과학교실 교수.

전공은 외상 후 골관절재건으로, 골유합부전, 부정유합, 각단축, 골수염, 관절구축 등에 대한 진료·수술을 하고 있다. 2005년, 2007년, 2013년에 일본골절치료학회의 학회상을 수상. 3번의 수상은 동학회에서 유일하다. 2008년에는 International Society for Fracture Repair(ISFR, 국제골절치료학회)에서 최우수포스터상도 수상. 대학원시절에는 도시샤(同志社)대학 공학부와 공동으로 골·골절의 바이오메카닉스를 중심으로 연구. 최근에는 진료·수술하는 한편, 골의 재생의료에 흥미를 가지고, 2020년까지 사람의 대퇴골의 재생을 목표로 연구 중. 2012년, 2013년 국제학회에서, 지도하던 학생이 연이어 최우수프레젠테이션상을 획득한 것이 본서집필의 계기가 되었다. 中島 Miyuki의 팬.

주요소속학회·연구회 등 :

일본정형외과학회 (전문의), 일본골절치료학회, 일본창외고정·골연장학회, 일본임상바이오메카닉스학회, 일본·골관절감염증학회, 초음파골절치료연구회, JABO(Japanese Association for Biological Osteosynthesis), Osteosynthesis & Trauma Care Foundation(아시아 퍼시픽대표)

당신의 프레젠테이션 아무도 듣고 있지 않아요! — 심플하게 전하는 마법의 테크닉
あなたのプレゼン誰も聞いてませんよ!―シンプルに伝える魔法のテクニック

2016년 8월 5일 제1쇄 발행	저 자 渡部 欣忍
2016년 8월 12일 제1쇄 인쇄	감 수 한일규
	발행자 장주연
	표 지 이상희
	발행자 군자출판사
	등록 제 4-139호(1991.6.24.)
	(10881) **파주출판단지** 경기도 파주시 서패동 474-1
	전화 (031)943-1888 팩스 (031)955-9545
	홈페이지	www.koonja.co.kr

ⓒ 2016년, 당신의 프레젠테이션 아무도 듣고 있지
않아요! / 군자출판사

ISBN 979-11-5955-060-7
정가 30,000원

Secrets to Amazing, Incredible and Powerful Presentation!
ISBN 978-4-524-26127-7   ⓒNankodo Co., Ltd., Tokyo, 2014
Originally Published by Nankodo Co., Ltd., Tokyo, 2014
「本書は南江堂との契約により出版するものである」